江苏省教育科学『十四五』规划重点课题（B/2021/01/59）

基于虞山医派『术德合一』思想的中医学生床边教学及考核模式研究

虞医别录

马俊杰 / 著

江苏省中医药科技发展计划项目（MS2021007）

虞山医派学术思想及传承发展路径研究

U0245416

人民卫生出版社

·北京·

图书在版编目（CIP）数据

虞医别录 / 马俊杰著. — 北京：人民卫生出版社，
2023.9

ISBN 978-7-117-35067-9

Ⅰ.①虞… Ⅱ.①马… Ⅲ.①中医流派－研究 Ⅳ.
①R-092

中国国家版本馆 CIP 数据核字（2023）第 138250 号

人卫智网	www.ipmph.com	医学教育、学术、考试、健康，购书智慧智能综合服务平台
人卫官网	www.pmph.com	人卫官方资讯发布平台

虞医别录
Yu Yi Bielu

著　　者： 马俊杰
出版发行： 人民卫生出版社（中继线 010-59780011）
地　　址： 北京市朝阳区潘家园南里 19 号
邮　　编： 100021
E - mail： pmph @ pmph.com
购书热线： 010-59787592　010-59787584　010-65264830
印　　刷： 北京汇林印务有限公司
经　　销： 新华书店
开　　本： 710×1000　1/16　**印张：** 12　**插页：** 2
字　　数： 209 千字
版　　次： 2023 年 9 月第 1 版
印　　次： 2023 年 10 月第 1 次印刷
标准书号： ISBN 978-7-117-35067-9
定　　价： 62.00 元

作者简介

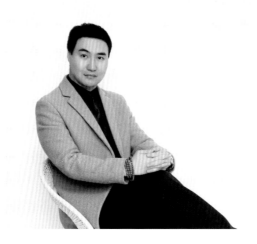

　　马俊杰，字常风，江苏常熟人，中医学博士，南京中医药大学伤寒学教研室副教授，副主任中医师，主要从事《伤寒论》理法方药及仲景学术流派研究，并长期巡诊于南京、杭州、上海及常熟等地，以求知行合一。

　　悬壶济民、传道授业之余，勤于著述，现已出版专著4部，以第一作者身份在中文核心期刊发表论文近30篇。

前　言

　　江苏自古经济发达、文化繁荣，医学流派众多，如孟河医派、吴门医派、山阳医派、龙砂医派等，而虞山医派作为其中重要组成部分，为江苏常熟地区的医学流派，因虞山而得名。

　　虞山历经五千年的文明沿革，文化繁荣，才俊辈出，远有兴东吴文教的先驱、"孔门十哲"之一、"南方夫子"言偃，近有清代两朝帝师、状元宰相翁同龢等一大批著名历史人物，自唐至清，常熟共有进士480多名，其中状元8名。深厚的历史文化孕育了诸多著名学派，除广为熟知的以严天池为代表的虞山琴派，以黄公望为代表的虞山画派外，尚有虞山医派，其历史源远流长，历代医学家层出不穷，如赵开美、缪希雍、柯韵伯、钱天来、喻嘉言及陶君仁等。

　　虞山医派自明清开始渐成气候，其间赵开美版《仲景全书》出版为其成熟之里程碑，此书一经问世，便在江南地区广为流传，为后世医家研习仲景之说的经典著作。在此时期，仲景之说出现北学南移，虞山医派起到重要作用。随着虞山医家及文人的交流传播，医派学术思想日趋多元，加之虞山医家不拘泥仲景原书，根据江南实际情况，知常达变，促进了温病学派的诞生及发展。

　　由于虞山医派历代医家、学者在医林间的交流，尤其是与江浙一带医家互相交往切磋，其学术风气每多近似。虞山医派传承仲景之说，开辟温病先河，对江南地区其他医学流派如吴门医派、钱塘医派及孟河医派等的形成发展具有深远影响。

一、虞山医派为吴门医派理论源泉

　　关于虞山医派和吴门医派的关系，目前有种说法认为虞山医派是吴门医派的分支，其实这是欠妥的，医派的定义并非只是依据当时的行政区域，而是取决于其传承脉络及学术贡献，不然以孟河镇命名的孟河医派，何以有如此大的学术影响。虞山医派以伤寒学研究为其主要的学术贡献，开辟了仲景之说北学南移的先河，从《仲景全书》的刊刻，到缪希雍的"时地议"理论，都是江南医家对仲景之说在不同地域、不同时代的传承与发展，而吴门医派的核心思想则是温病学研究，以叶天士、薛雪等温病医家的学术思想为其学术成熟之里程碑。

虞山医派鼎盛时期的代表人物赵开美、缪仲淳等要比吴门温病学派叶天士、薛雪等早一百多年，在此百年，虞山大家的学术思想在姑苏吴地广为传播，对吴门医派学术思想的成熟深具影响，此不仅在于虞山医派赵开美版《仲景全书》为后世吴门医派的兴盛创造了必要条件，而且还在于缪仲淳博古通今的治学理论对吴门后世大家之启示，仔细研读吴门医派代表医家叶天士医案，可明显发现缪氏学术经验对其产生的影响，如缪氏所倡之内虚暗风说、脾阴论及治吐血三要法等，皆为叶氏所宗，且灵活运用于临床，这些为后世吴门医派温病学术的成熟奠定了基础。

二、虞山医派为钱塘医派启迪之师

钱塘医派的开山之师主要为卢复、卢之颐父子及张卿子，其学术思想与虞山医派皆具有重要联系。卢氏父子与缪仲淳往来密切，学术思想亦非常接近，受缪师《神农本草经疏》影响，卢复编辑了现存最早的《神农本草经》辑本，仿于缪师，亦从事药性功治的探讨，但所论不多。卢复遗有医书多部，思想大半由其子卢之颐继承，并撰有《本草乘雅半偈》；而张卿子则在参考虞山赵开美版《仲景全书》的基础上，结合自身临证实践，著成张卿子版本《仲景全书》，此书为后世钱塘医派研习仲景之书的重要文献。

三、虞山医派与孟河医派相辅相成

虞山缪仲淳与金坛王肯堂的君子之交广为后世中医津津乐道，两师合志同方，营道同术，取长补短，拯绝存亡，王师对缪师学术思想的推崇更是在其所著《灵兰要览》及《证治准绳》中多有记载。作为延陵地区（约今之丹阳、常州、江阴一带）著名医家，王肯堂为后世孟河医派的崛起奠定了坚实基础，其强调"宗学术之规矩""求醇疵互辨"，为后世孟河费伯雄纠偏归醇，撰写名著《医醇賸义》大有启发和开悟。此外，晚清名医余听鸿，师承孟河名医费兰泉，为虞山医派史上内外治皆精通的大家之一，在常熟有"余仙人"之美誉，而当代虞山医派的代表人物陶君仁亦曾师承孟河名医周憩堂，深受孟河医派学术思想的影响，皆对虞孟医学的交流功不可没，据此可见虞山与孟河两大医派之间深厚的学术渊源。

关于虞山中医的记载古已有之，此书之所以命名为《虞医别录》，实乃吾辈才疏学浅，自身学术认知及临证经验有限，所撰虞山医派拙作，实不敢用"虞山医派"之名，故取"别录"。此书虽为别录，然对虞山之情无别。

马俊杰
2022 年 1 月 1 日书于平精斋

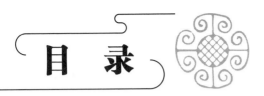

目 录

第二章　虞山医派代表医家 / 026

第三章　虞山医派传承发展 / 109

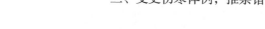

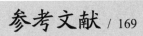

第一章 虞山医派研究总述

第一节 历史人文视域下之虞山医派

虞山医派是江苏常熟地区形成的医学流派，代表人物可追溯至殷商时期之巫咸，据《江苏省志·卫生志》载，其亦为江苏最早从事医疗活动之人；宋元时期，受儒家文化影响，此派医学逐渐成形，代表人物有宋代独创仰手曲肘取穴灸法之潘琪，有元代精于养生和"治痰"之王珪，其所创礞石滚痰丸沿用至今。此外，元代尚从善与常熟亦有渊源，甚有学者认为其即为常熟名医，所著《伤寒纪玄妙用集》《本草元命苞》较为有名，尤其是《本草元命苞》，由元代时任平江路常熟州知州班惟志主持刊刻、作序，并为常熟清代藏书大家钱曾、瞿镛所收藏，而张金吾在其《爱日精庐藏书志》亦载《本草元命苞自序》；自明清时期，虞山医派学术思想开始成熟，尤其是赵开美版《仲景全书》刻印，仲景之说逐渐开始北学南移，且非墨守成规，江南医家结合当地气候、环境及人群体质等因素，适当调整变化仲景辨治思路，逐渐形成温病学派，而虞山医派对此有着重要贡献。

一、缘于虞山藏书文化，仲景之说刊刻传播

常熟文脉源远流长，藏书刻书蔚然成风，冠绝全国，至明清时期，随着一大批藏书大家的出现，此地逐渐成为当时中国藏书、出版及学术研究的中心之一，其中脉望馆主人赵开美为虞山藏书的重要代表人物，其在1599年对宋版《伤寒论》重新校勘出版，此书由于刻工精致，与北宋原刊本版式及书体酷似，故又被后世称为《翻刻宋版伤寒论》，与《注解伤寒论》《金匮要略方论》及《伤寒类证》，合为《仲景全书》，此书为虞山医派对仲景之说最大贡献之一。

（一）《仲景全书》刊刻之历史文化及社会政治背景

1. 经济繁盛，文化熏陶 明清时期虞山医派兴起与海虞（常熟别名）经济、文化发展密切相关，该地自宋代开始经济趋向繁荣，经济之隆盛成为文化升沉之枢纽，亦是在此时期，文化方面逐渐尊奉言子，开设书院并大兴

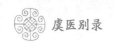

庠序，尤至明清时期更为隆盛，其中亦包括了中医药学术领域，这一时期虞山医家名流辈出，医论独特，风格鲜明，极大推动了江南中医的发展。

2. **党同伐异，仕途多舛**　晚明时期，出现了我国封建历史上规模最大的党争，虞山士子作为东林党重要人物，不畏强权，为民请命，清廉正直，同时学术上博古通今，知识渊博，其中亦不乏对中医药有深刻造诣之士。如赵用贤、赵开美父子，备受打压排挤，故而心灰意冷，脱离政治，转而整理考订古代文献。赵氏父子静心从事考据、辑佚、音韵、训诂、辨伪的纯学术活动，此为造就其成为文献学家的一个重要因素，其间由子刻印并由父命名的《仲景全书》对江南地区中医经典的流传具有重要意义，并由此奠定了虞山医派在江南中医文化发展中的重要地位。

3. **藏书致用，流通古籍**　随着虞山经济文化的发展，藏书之风亦逐渐盛行，正如吴晗《江浙藏书家史略》所言"以苏省之藏书家而论，则常熟、金陵、维扬、吴县四地始终为历代重心"，其中以常熟居首位。本着"天下好书，当天下人共之"的藏书开放思想，虞山先贤通过编印家藏书目来传播藏书信息，或以刻书为己任来广传秘籍，又或提供借用以共享私藏，极大地促进了江南地区文化的交流。可以说虞山藏书文化是虞山文化的产物，这种人文历史环境直接影响了诸多虞山中医士子的学术文献思想，为常熟中医文化发展提供了重要理论依据，而其中以赵开美的贡献最大，正如钱谦益为其所刻墓志铭所言："欲网罗古今载籍，甲乙铨次，以待后之学者。损衣削食，假借缮写，三馆之秘本，兔园之残册，刊编蟊翰，断碑残壁，梯航访求，朱黄雠校，移日分夜，穷老尽气，好之之笃挚，与读之之专勤，盖近古所未有也。而君之于书，又不徒读诵之而已，皆思落其实，而取其材，以见其用于当世。"

（二）《仲景全书》之流传

《仲景全书》问世后便在江南地区广为流传，虞山医派历代医家无不因此获益，江南诸师亦以此研习仲景之说，虞山在明清时期被视为中医经典圣地。常熟与杭州地理位置相近，文化多相互影响，而医学之间亦是如此，杭州钱塘医派医家多深受《仲景全书》影响，对《伤寒杂病论》研究呕心沥血，其与虞山医派交集甚密，古代如此，现代亦如此，吾亦常游医传道于虞山、钱塘之间，对古人传播经典之说感同身受。

明末清初（1624年），钱塘张卿子参照赵版《仲景全书》，并结合其临证经验，编著张卿子版《仲景全书》，为钱塘医派研习仲景学说之重要典籍。此书分为三部分，除十卷张卿子著《集注伤寒论》之外，其余《金匮要略方论》三卷及宋云公《伤寒类证》三卷皆源自虞山版本。此书后传入日本，清末民初又经一日本医家由上海返传入我国。

此外，《仲景全书》不仅在江南地区广为流传，对邻国日本亦有深远影响。日本最初引入《伤寒论》大概在13世纪，然未得普及，直到1659年日版《仲景全书》出版后才真正开始，而此书问世，亦深受赵版《仲景全书》影响。

二、不拘伤寒知常达变，因时因地因人制宜

虞山医派历代医家皆崇古而不拘泥，多在传承经典思想基础上，进行适当发挥，知常达变，其对仲景之说多有衍生，并结合时代、地域、气候及人群体质等因素，因时、因地、因人制宜，根据临证实际，补充新方，为仲景活法之体现也。

明代缪仲淳（缪希雍）所创"伤寒时地议"思想是虞山医派温病思想的雏形之作，是其对仲景之说的创新认识，在后世温病学派诞生发展过程中起到重要作用，其在《先醒斋医学广笔记》言："况南北地殊，厚薄不侔，故其意可师也，其法不可改也。循至今时，千有余年，风气浇矣，人物脆矣。况在荆、扬、交、广、梁、益之地，与北土全别，故其药则有时而可改。非违仲景也，实师其意，变而通之，以从时也。如是则法不终穷矣。"

缪氏注重理法而灵活变通仲景方药，论治伤寒病，颇多化裁仲景成法：如其对太阳病之治，常以羌活汤代麻、桂，习惯运用羌活、前胡、葛根等疏散风寒，且每每以羌活祛风散寒除湿为君，此因江南之域"从无刚劲之风，多有湿热之患"，然麻黄虽以散寒之力胜，但过于温热，不适宜南方，故避而不用。此外，其亦强调药物加减亦应考虑季节变换，如秋深冬月加紫苏、葱白，冬月严寒，感邪即病，可加麻黄一钱、生姜四片，得汗勿再服；若病人自觉烦躁，喜就清凉，不喜就热，兼口渴，此欲传入阳明，善大剂运用羌活汤加竹叶石膏汤之类，得汗即解；再如关于阳明呕吐，缪氏认为仲景《伤寒论》中所载阳明寒呕之吴茱萸汤，并不适合于阳明热证，故补充养阴、清热、降胃之竹茹汤，方由竹茹、麦冬、枇杷叶、芦根组成，为后世养胃阴之法开辟了先河；另外缪师亦强调，不同之人体质差异，不可同方论治，此三因制宜之治病思路即为仲景辨证论治的深化，对后世医者治温病颇具指导意义。

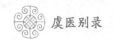

虞山医派灵动之治学思想为当代名医陶君仁所延续，其推崇医圣张仲景之说，亦传承先贤缪氏法则，临证遵师而有发挥，继承创新。正如其所创柔肝和胃之经典方柔肝饮，即是化裁于仲景之四逆散，方中茵陈代柴胡以防柴胡劫肝阴，麦芽代枳实以防枳实破肝气，并保留芍药、甘草以柔肝健脾，此方目前在陶氏生前所在医院已制成胃炎合剂，被广泛运用于各种消化系统疾病治疗中。吾在此基础上，临证常喜用此方，治疗各种肝脾不和，且伴肝血不足之内伤杂病，每多亦可奏效。

三、医派交流遍及四海，医者游历启促学术

虞山医派游医者颇多，缪仲淳为其中代表人物，其自幼体弱多病，立志学医，初学时常沉浸于赵氏父子脉望馆浩瀚典籍中，深受《仲景全书》启迪，加之孜孜不倦临证实践，终成一代大医。因其一生游历，足迹遍布大半华夏，学术思想广为传播。缪氏与钱塘医派多有交集，与其派卢复、卢之颐父子往来密切，因受缪氏学术思想影响，卢氏不仅对本草深有研究，亦对仲景之说体会颇深。

福建陈修园深受钱塘医派学术思想影响，尤其推崇钱塘张卿子、张隐庵、张令韶之伤寒学思想，而缪仲淳对其亦有所启迪，在陈氏《医学从众录》中，博采历代名家箴言，其中缪氏秘传膈噎膏即载于此书。《伤寒论》蜜煎导方为仲景润法之代表，正如《医学从众录·膈症反胃》中言仲景"即以白蜜润阳明之燥"，而缪氏深得其中精髓，其膈噎膏选药皆为鲜品汁液，为仲景润法之承继。

缪仲淳与金坛王肯堂亦为挚友，两人常秉烛夜谈，探讨医术，其学术思想自然多有交集，如缪氏曾无私地介绍自己用酸枣仁补血、用桑白皮治疗鼻塞的经验，也将效方资生丸介绍给王氏，此经历在后者《证治准绳》中有所记载。此外，王肯堂之伤寒学思想亦深受缪氏启发，其《伤寒证治准绳》中部分学术观点与缪氏有所类似，如王氏认为当对《伤寒论》注重补亡研究，完整辨证内容，并补充了温病相关研究内容，此与缪氏寒温互补之思路如出一辙。

清代曹仁伯，亦为虞山名医，不仅在国内极负盛名，而且远扬海外，《琉球百问》是其与海外弟子、琉球国医官吕凤仪探讨医学的问答记录，全书共 103 问，内容涉及内科、外科、妇科、儿科、眼科、针灸科及本草药性等诸门，为中医药海外传播及教育的重要文献资料，反映了十九世纪二十年

代我国医学在亚洲沿海各国的威望。

此外，亦有不少外地医家移居虞山，大大充盛了此派之学术思想。如清代柯韵伯祖籍慈溪，后移居虞山，所著《伤寒来苏集》即是其在江苏姑苏虞山行医时对仲景思想之领悟；又如清代余听鸿祖籍宜兴（阳羡），受术于孟河，亦曾寓居虞山，有"余仙人"之美誉，所著《伤寒论翼注》《外证医案汇编》及《诊余集》等为其对仲景学说继承发展代表之作，且对《伤寒杂病论》外治思想进行了较为系统的总结。

四、儒医相通风气盛行，经典传承民间土壤

常熟古人重视读书求取功名，虞山仕子学儒同时对医学多有兴趣，正所谓"秀才学医，笼中捉鸡"，其中有"不为良相，当为良医"者，亦有两者皆为者，且由于其平时生活多有游历，不时与他地名医相互交流，海纳百川，兼容并蓄，对虞山医派学术发展具重要意义。

明末虞山大儒钱谦益，曾官至南明礼部尚书，一生挚爱藏书，对医学亦甚感兴趣，曾邀江西名医喻嘉言至虞山行医。喻嘉言后成为虞山医派的代表医家之一，喻氏一生曲折坎坷，从儒到佛，从佛到医，参禅悟道，终以医学名世，其晚年在常熟居住 17 年左右，求医者络绎不绝，每每门庭若市。喻氏著作颇多，以《寓意草》《尚论篇》及《医门法律》最为出名，其中《尚论篇》是喻嘉言伤寒学术成果之精华。其批判王叔和、林亿、成无己篡改原文，继承和发扬方有执三纲鼎立之说，坚持错简重订；并单独列出春夏温热病，专篇论述，其寒温统一思想，是对伤寒学理论的补充发展。喻氏将《伤寒论》理论系统化，并加以推广，正因如此，使此经典之作在清初中医学术界达到空前高度。清代虞山名医钱潢即私淑喻氏，亦秉承其三纲学说，所著《伤寒溯源集》为后世医家研习《伤寒论》必备入门之作。

清代两帝之师翁同龢亦为虞山人氏，由于自身素有肝疾，加之状元之才，学医自然信手拈来，其对医学深有研究，实乃既为良相，又为良医之典范。据《翁同龢日记》记载，其为救治"仆人王生染时气"，且"转筋极剧"，曾挑灯夜读《医圣心源》（又名《四圣心源》），受"霍乱转筋必用附子"启示，遂仿仲景四逆汤之法，以附子、干姜及生姜力挽狂澜。

翁同龢与孟河名医费伯雄、马培之也有交集，而马培之曾为慈禧诊病，与翁氏多有交情，借此吸纳孟河医派诊治思路，丰富了虞山医派理论体系。此外，翁同龢与常熟本地名医金兰升私交甚好，金氏胆识过人，认为"温病

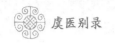

下不厌早"，每用仲景"承气汤"攻邪，治愈大量危重病患，深得翁公赏识，后在刊刻其师江阴柳宝诒《柳选四家医案》时，特邀翁氏为柳氏写序，此皆缘于金氏之关系。

同时须强调，经典传承发展与当地民间的中医风气密切相关，正因常熟书香飘逸，而中医又根植于中华传统文化，故民间百姓接触中医机会较多，其中不乏自学成才者，加之常熟自古富庶，地方经济宽裕，历代百姓治未病之风盛行，常以读医书、服中药为养，此皆为中医经典的传承发展提供了深厚土壤。

五、秉承精诚合一思想，仁术济人孜孜以求

虞山医派历代医家秉承精诚合一的临证及治学理念，如缪仲淳不仅医术精湛，而且医德高尚，好友丁元荐言："仲淳往往以生死人，攘臂自快，不索谢。上自明公卿，下至卑田院乞儿，直平等视"，临证所遇疑难之疾，他医拒绝，而缪氏"亟驰诊之"，有医案载杭州陈赤石过劳感暑，遂下痢纯血，医皆难之，言唯有仲淳可医，患者家属随即差人求助，缪氏此时正在苏州出诊，闻及病情，立刻一日一夜策马赶至，投药二剂，救其性命。

又如清代虞山名医张省斋，临证用药精思独到，医论阐述颇多发明，著有《张氏医案》三卷，又名《应机草》，此外，其品论医道之言，尤令今日杏林同道称慕。张氏将医道之得行（德行）根据学问才识及医德品行分为三等：一等者行圣贤之道，正大光明，二等者运气与人工两相赞助而成，三等者虽易得声名，未免伪谲小人。

亦如清末民国初年医家方仁渊，先后师从王旭高、邵杏泉，悬壶于虞山城内草荡街，医名远扬，曾任民国时期常熟医学会会长，著有《王旭高临证医案》四卷、《倚云轩医话》及《倚云轩医案》各二卷等。此外，方氏忠于医道，其借用《左传》之语，认为医者须"进思尽忠，退思补过"，所谓"尽忠"，即临证不可怠慢，即便遇万难之疾，亦须尽力救治，而所谓"补过"，是言医者当每日静思，回忆所开方药是否错谬，且平日须用功读书，揣摩古人方论，以供临时之用。

正如余听鸿所言："为医者当济困扶危，死中求生，医之责也。若惧招怨尤，袖手旁观，巧避嫌疑，而开一平淡之方以塞责，不徒无以对病者，即清夜自问，能无抱惭衾影乎。"余氏诊治病人，必尽心竭力，待患如亲，如遇贫者，不计诊金，施药救人，如曾治一痉厥急症，病患"因贫不能服

药"，其不吝药资，全力施救，给药针刺，初不见效，终夜细思，恍然大悟，用二十多剂药将其医好，后自云："余贴药资三千余文，愈此危症，亦生平一快事也。"

再如虞山陶君仁，传承虞山先贤学术思想，医术高超，每每门庭若市，在当地享有"陶半仙"美誉，且医德亦高尚，在其毕生行医生涯中，恪守"医乃仁术，济人为本"的宗旨，不欺妇幼、不鄙童叟、不薄贫贱、不厚富贵，尝谓："予终身为医，以冀反躬自省，无有愧疚乃安。"

结语

仲景之说明清之后在江南地区广为盛行，其中虞山医派起到重要作用，此与常熟历史人文背景密切相关。虞山仕子藏书、刊刻之风奠定了虞山医派学术思想之基石，尤其是赵开美版《仲景全书》，具有重要价值，此书促进了仲景之说在江南地区乃至全国的广为流传。而虞山医家医儒结合，广交贤友，兼容并蓄，亦大大丰富了此派学术体系，加之其知常达变，精诚合一，不墨守成规之临证、治学精神，对传承发展仲景之说及促进温病学的诞生功不可没。

第二节 虞山医派对仲景之说北学南移的学术贡献

常熟虞山人文荟萃，除广为熟知以严天池为代表的虞山琴派，以黄公望为代表的虞山画派外，尚有虞山医派，古今代表医家众多，如赵开美、缪希雍、柯韵伯、钱潢、余听鸿、陶君仁等，其皆推崇仲景之说，对仲景学术发展具有重要贡献。

一、孜孜"活人之书"，传承仲景思想莫善于此

仲景之书的出版，是虞山医派对《伤寒杂病论》最大贡献之一，明代赵开美刻印《仲景全书》，后世虞山医派各医家无不获益于此，江南诸师亦以此研习仲景之说，赵本《伤寒论》与宋代成无己《注解伤寒论》有所区别，其补充了辨脉法、平脉法、伤寒例以及"可不可诸篇"，比较全面地还原了原著本来面貌，为后世医家校注及研读仲景之书提供了重要资料。

虞山医派诸家在深入研习仲景学说基础上，对其进行了创新发展，在仲景学术思想发展史上具有里程碑式的意义，其代表人物有柯韵伯、钱潢，被

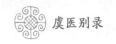

虞山医派称为"虞山伤寒双杰"。

清代柯琴，字韵伯，祖籍慈溪，后移居虞山，在此行医著述，终老于此，其精伤寒之学，并能运用《灵枢》《素问》藏象、运气、脉诊、病机、病能等学说以阐释《伤寒论》，如其以《黄帝内经》兵法之要创经界之说、正六经之义，独具匠心，又如其在继承仲景脉学思想基础上，提出病有阴阳，脉亦有阴阳，对后世脉学的发展具有重要贡献；并敢于跳出前人伤寒学说的圈子，对前人王叔和、林亿、成无己等人的编次体例进行深刻评斥并重新编次，独出心裁，用批判的眼光，灵活的思维，并对其中某些不合实际情节的内容，做出了大胆革新；此外，柯师独具慧眼，确立制方大法，开创仲景方剂学说新体系，所著《伤寒来苏集》即是其在江苏虞山行医时对仲景思想的深刻领悟，其"来苏"之意，是指因《伤寒论》之来，使很多的学术混沌得到苏醒与明朗。

清代钱潢，字天来，其在前人《伤寒论》研究基础上纠失补缺，按照"三纲学说"及"六经辨证"重新编次，独具风格，并对各篇原文详予注释，其释文遵从《内经》之旨，选取成无己以来历代注家之精微，本着"合者择之，谬者摘之，疑者释之，混者晰之"的原则，而有所补阐、辨正，每方均有方论、析义、辨误、论治，务使读者能明立法之意、用药之因，从中领悟仲景理法制方之妙，体现了钱氏"以法类证统方"的治伤寒学术特点，所著《伤寒溯源集》为后世医家研习《伤寒论》必备入门之作。

二、寒温互补知常达变，仲景活法临机制化

柯韵伯推崇寒温一体论，其"温病症治，散见六经"思想甚为有名，倡导六经辨证，不仅适合于外感风寒，亦适合于内伤杂病及温病等诸疾，正如《伤寒论翼》所言："岂知仲景约法，能令百病兼赅于六经，而不能逃六经之外，只在六经上求根本，不在诸病名目上寻枝叶"；此外，柯氏又认为伤寒、温病同宗同源，临证不应将两者割裂，不必刻意区分伤寒方或是温病方，此延续发展了缪希雍的"时地议"思想，对后世温病学有重要启示意义。

清末民国初年虞山医家方仁渊认为伤寒、温病寒温有异，相互补充，如其所谓伤寒多言过汗伤阳，而温病则汗多易于伤阴，提出"温病误汗亡阴论"，临证常遇温病误用麻黄，导致痉厥神昏，过汗伤阴的患者，给予生地黄、麦冬、天花粉、石斛、沙参、羚羊（羚羊角）及石膏等滋阴清热，多有良效。此外，方氏善于宗仲景理法而变通方药，如其治疗太阳少阳两感证，

所用并非一定是柴胡桂枝汤，亦可败毒散加减，方中主要运用羌活、独活、前胡及柴胡解表达邪、和解少阳，而治疗少阳阳明合病时，有时因患者阳明腑实程度较重，用药不仅限于大黄，也可加入玄明粉；又如其治疗阴盛格阳（戴阳）之证，常以附子、人参、肉桂及紫石英等招纳浮阳，甚至有时可适量配合旋覆代赭汤下敛虚阳；再如其治疗寒包火之咳嗽带血患者，以麻杏石甘汤为主方，联合桑叶、薄荷、葱管等开其玄府，泻其郁热，亦配合连翘、黄芩、栀子等加强清火之力，同时考虑患者火热伤阴，故给予沙参、玄参、芦根、茅根等滋养肺阴。

陶君仁为当代虞山医派代表人物，其推崇医圣张仲景之说，亦传承虞山先贤寒温互补之法则，认为伤寒、温病虽寒温说法有异，实则一脉相承：首先，就理论来源而言，两说皆为对《黄帝内经》《难经》等先贤著作的继承，同宗同源；其次，《伤寒论》虽以伤寒立名，然早有对温病之记载，且其中亦有诸多清热养阴之法，所载寒凉、滋补之剂多为后世温病学派所续用，以白虎、承气、炙甘草汤等类方为实例；再者伤寒、温病的形成发展与其各自所处时代背景及地域因素相关，唯有寒多热多之异而无本质之别，其以寒、温命名，并非但寒、但温，而应相互补充、相辅相成，不可刻意割裂。此外，陶氏临证遵师而有发挥，继承创新，正如其所创柔肝和胃之经典方柔肝饮，即是化裁于仲景之四逆散。

裴雁宾亦为当代虞山医家之翘楚，其精于张仲景伤寒学说，又推崇叶天士之温病思想，寒温一体，尤善于儿科疾病之诊治，如善以仲景炙甘草汤治疗营阴内虚动风之内风证；又如裴氏儿科仿仲景之"温粉"制作思路，将炒麦磨粉，并在此基础上择相宜药品拌匀，治疗小儿消化之疾，用之多有奇效，世人称之"裴麦粉"；此外，裴氏亦针对儿童纯阳之体质，变通仲景温阳健脾之法，善于运用苍术等运脾，同时配合神曲、山楂、麦芽、陈皮等消食和胃，其思想为当代中医儿科学泰斗、虞山名医江育仁所继承。

虞山周本善，曾先后习裴、陶二师之术，其传承裴氏善用猛药治急症之风格，以经方治重症肝炎而闻名，又学习陶氏重视仲景理法的诊疗思路，临证用药多变，中气痞滞渐成瘀，灵活运用仲景辛开苦降法，变通半夏泻心汤，加入调血之丹参、芍药等，创制清幽安胃颗粒剂，对各种消化系统疾病效果显著。

三、承于仲景阳明热化，首创脾阴启创温病之说

仲景阳明热化证往往伴随阴伤，经方除给予承气汤类攻下法之外，尚有

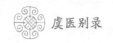
胃强脾伤之脾约证，则在攻下同时兼予顾阴，而后者更贴切江南湿热温病阴伤之机，明末虞山名医缪希雍深谙其中奥妙，首次提出"脾阴之说"，其言："世人徒知香燥温补为治脾之法，而不知甘寒滋润益阴之有益于脾也"，故用药常以石斛、木瓜、牛膝、白芍药、酸枣仁等为主，佐以生地黄、枸杞子、茯苓、黄柏等品，并以酸甘柔剂作为补脾阴的用药原则；阳明热甚，脾阴久伤不愈，则暗耗肾水，并在此基础上提出"内虚暗风"说，其言："真阴既亏，内热弥甚，煎熬津液，凝结为痰，壅塞气道，不得通利，热极生风。"此开辟了仲景学说在温热病中运用的先河，并对后来温病学派的兴起具有重要启示作用，其学术思想被广泛记录于《先醒斋医学广笔记》及《神农本草经疏》中。

当代虞山名医陶君仁更是深得其真传，除在温病治疗中重视脾阴之说外，其在治疗肝胃杂病时更重视柔肝胃之阴，认为肝体阴而用阳，肝用偏亢，肝阴必伤，胃阴亦必受损，治之必须兼顾肝阴、胃阴两个方面，方可取得较好疗效，故在柔肝处方时每每加入生白芍、生甘草、木瓜、酸枣仁等，取仲景芍药甘草汤养肝胃阴之意，是对缪师"甘寒滋润益阴"养脾阴思想的继承发展。

四、继承仲景杂病思想，内外复法相得益彰

晚清名医余听鸿，为虞山医派史上内外治皆精通的大家之一，其师承孟河医派，推崇仲景之说，善将仲景之说灵活运用于杂病内外治中，在虞山有"余仙人"之美誉。余氏治病重视内外治结合，正如其所言"欲内外两科合而为一，得医术之全体""如遇内外兼证，始终一手调治，医者可得心应手，病者亦受益多矣"。如其内外结合引火归原，治疗少阴龙火上燔之齿衄，又如其中治疗喉病时秉持仲景之内外治结合之法，运用刀针配合仲景治咽喉方半夏散及汤、桔梗汤等，效如桴鼓。

余氏所著《伤寒论翼注》《外证医案汇编》及《诊余集》为其代表之作，其中对《伤寒杂病论》外治思想进行了较为系统的总结，确立了辨证外治及辨病辨证相结合的治疗思路；同时承于仲景多元化外治途径的思想，给药途径广泛，主要围绕以下几个方面：第一，经官窍给药，主要为鼻吸、含咽、滴耳等；第二，经皮肤黏膜给药，主要为洗（浸）法、扑粉法、药熏法等；第三，经经络穴位，主要涉及一些针刺及灸法的运用；第四，其他不便归类的外治方法，如类似于现代人工胸外心脏按压的方法等，这些方法形成后世

虞山医派外治疗法的雏形。此外其深受仲景"治未病"思想影响，在外治中灵活运用针刺防病思路，对外感病及中风病皆可做到防患于未然。

五、创新仲景血证理论，临证另辟治血要法

《伤寒论》血证条文有35条，占总条文8.7%左右，以透热治血、清热凉血、活血祛瘀及温经固摄止血为仲景治血明训，缪希雍言："今之疗吐血者，大患有二：一则专用寒凉之味、如芩、连、山栀、四物汤、黄柏、知母之类，往往伤脾作泄，以致不救，一则专用人参，肺热还伤肺，咳嗽愈甚。"其在仲景治血思想的基础上，改革了传统收涩、攻伐及寒凉之法的治血思路，深入研究血证病因病机，开创性提出了"见血休治血"的"吐血三要法"：宜行血不宜止血、宜补肝不宜伐肝、宜降气不宜降火，此对中医认识血证的病机及其治疗皆具有重要意义，后世虞山陶君仁所提出著名的"柔肝藏血治血证"正是受此启发。

六、秉承仲景药食同源，善用食疗巧愈顽疾

药食同源为仲景治病思想重要特色之一，如在其群方之冠桂枝汤运用中，该方药物组成及药后调理皆可视食疗的重要性，又如其用血肉有情之品治疗女子阳虚气血不足之当归生姜羊肉汤，堪称中医食疗之经典。余听鸿深得仲景食疗之精髓，在诸多杂病治疗中，配合运用食疗，每每奏效，如其在治疗精血枯槁之痿症和关格等疾病时，亦同样强调扶正固本，多用血肉有情之品，诸如老母鸭、鹿角胶、龟板胶、线鱼胶、牛筋、羊胫骨、鸡翅、猪脊筋、羊肾、海参、淡菜等，正如其在《诊余集》中引《黄帝内经》所言"精不足者，补之以味"，该思想在先师陶君仁诊疗中运用亦非常广泛。

结语

虞山医派源远流长，历代医家层出不穷，对仲景学说继承发展为本派医学之精要所在；其临证用药新奇，既不拘泥古方传统，又不失辨证缜密，知常达变。对此学术思想的提炼有助于我们认识虞山医派的发展轨迹，更为我们探析吴门医派的理论源泉提供了线索。

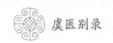

第三节　虞山医派先贤思想的传承发展脉络刍议

虞山医派历代医家皆重视张仲景学说，又结合江南地域特色而有所发展，开辟了温病学说之先河，对江苏乃至全国中医经典学说的发展具有重要贡献。本文简单梳理虞山医派历代先贤学术思想的传承脉络，以明晰其思想特点及学术联系，以此为中医流派的相关研究抛砖引玉。

一、缪希雍时地议理论开辟虞山医派温病理论之先河

缪希雍"伤寒时地议"理论是其对仲景之说北学南用的创新认识，对温病学派产生发展具深远影响。据此理论，缪氏选方用药继承仲景，又变而通之，启迪后世温病学派，如其所创之羌活汤，以辛味解表之羌活、葛根为主药，是对《伤寒论》汗出乃散治则思路之延续，若药后患者不得汗，则加麻黄一钱，生姜四片（共前七片），并秉承仲景中病即止思想，提出"得汗，勿再服"，而若兼有阳明，则大剂与之石膏、知母、麦冬，以太阳阳明两解，缪氏之方虽方药与仲景有异，然理法实则相通；再如关于阳明呕吐，针对仲景《伤寒论》中所载阳明寒呕之吴茱萸汤，并不适合于阳明热证，故补充养阴、清热、降胃之竹茹汤，方由竹茹、麦冬、枇杷叶、芦根组成，为后世温病学派养胃阴之法开辟了先河。虞山医派后世诸多医家皆受缪氏时地议思想的影响，遣方用药从临床实际出发，不拘伤寒温病，对此医派寒温一体思想的诞生具有重要意义。

二、缪希雍脾胃思想对周本善胃气学说的影响

缪希雍临证重视脾胃，认为"脾胃无恙，则后天元气日益生长矣"，其在脾胃之疾论治中，主张区别阴阳，而侧重脾阴，由此提出了"脾阴学说"；并且其认为脾胃病多有兼夹，尤与肝、肾关系密切，故在治法上常倡导制肝实脾和脾肾双补；此外，其传承了李东垣关于元气、胃气的论述，提出"胃气者，即后天元气……先天之气，纵犹未尽，而他脏亦不至速伤；独胃气偶有伤败，以至于绝，则速死矣"，强调脾胃乃人生死之所系，故其在治疗各种内伤杂病时，多以顾护脾胃为先。

当代虞山名医周本善继承了缪氏的脾胃思想，提出人以胃气为本，有胃则生，无胃则死，以及治病当以胃气为本三大原则，在此基础上提出运用胃

气理论治疗杂病的主要措施：养胃助正以攻邪，调胃益气以理虚，此与缪氏从脾胃论治诸疾的思路一脉相承。

周氏学生对其脾胃理论进一步总结，归纳为治胃七要：治胃必先治肝，治胃勿忘治脾，治胃亦重湿热，治胃也应治虚，治胃不忘食滞，治胃亦有血瘀，治胃需通时令，这些观点亦不乏缪氏脾胃思想的影子。

三、缪希雍内虚暗风说对方仁渊中风非风说的影响

关于中风之名，始于张仲景《金匮要略·中风历节病脉证并治》，病机认识多以由外感受邪气，即外风为主，至金元时期，医家逐渐开始明内风之理，以刘河间、李东垣、朱丹溪三家为代表，其中刘河间认为中风"以热为本，以风为标"，李东垣认为"本气自病"，朱丹溪则提出"痰热生风"理论，三家理论虽有不同，然皆已开始涉及内风理论。缪希雍受三家理论影响，在此基础上进行发挥，其在《先醒斋医学广笔记》中进一步提出"内虚暗风"之说，认为真阴既亏，内热弥甚，煎熬津液，凝结为痰，壅塞气道，不得通利，热极生风，遂致猝然僵仆类中风证。

清末民初年间虞山名医方仁渊秉承前人理论，将其概括为"风从内出，皆主内伤"，认为所谓阴气，即五脏真元之气，津精血液都包括在内，真气暗耗，不能捍御外邪，致邪风直中经络脏腑，并且其在此基础上提出中风非风说，认为中风之发生与风无关，认为本病既非外来风邪，亦非内风致病，而是由于内伤积损，颓败而然。

关于中风治疗，缪氏提出从脾阴论治"内虚暗风"的独到观点，提倡甘寒滋润益脾阴，多用甘平悦脾、酸甘化阴、甘寒养阴等法，提倡治中风不仅当以固存阴津为主，而且亦须养脾胃之气，尤其对阴虚火旺者，更应如此，认为"阴虚火旺之证，当滋养阴血，扶持脾胃"，因脾胃不健，滋阴养血之药无从运化。方仁渊在所著《倚云轩医案医话医论》中对此治法有所传承发展，其在类中案中，治法选择滋润中寓通运，补而不滞，养阴不忘益气，气旺则津生，阳生则阴长。

四、方仁渊秋燥夹湿说对喻嘉言秋燥论思想的发展

喻嘉言在所著《医门法律》"秋燥论"篇专论燥邪致病，对秋燥论述见解独到，其纠正《黄帝内经》"秋伤于湿"之误，认为"燥胜则干"，提出秋

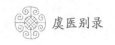

燥说，明确了燥湿属性不同，言秋病是大热之后生凉，热解渐生大凉而成燥，使秋燥理论臻于完善，对后世影响颇大。

此外，喻氏补充刘完素"诸涩枯涸，干劲皴揭，皆属于燥"的认识，论述内外燥之不同，其中内燥为燥伤肺金、阴血枯竭之证，外燥为外邪袭肺，有温燥、凉燥之分。在秋燥论治方面，喻氏提倡甘寒滋润，苦温泻火，润肺保津，培土生金，创制清燥救肺汤，并在其后专立"治燥五律"，为后世所遵循。

而方仁渊结合自己所处时代的特点，在其著作中阐明秋燥多夹杂湿邪，认为秋冬之交致病，病情复杂，多由于夏秋之后，疟疾、痢疾等湿热未清，余邪留寇，亦有伤秋燥咳，往来寒热，还有外感时令风温，形寒身热，渐发瘘疹，临床仅一证出现者甚少，以诸邪相夹致病者为多，由此方氏在遵守喻氏"燥胜则干""燥伤肺金"理论基础上，根据疟证、痢疾等致病特点，明达通变，认为秋病乃湿热、风燥、风温共同为病，遂加湿邪于秋燥论中，发展为秋燥夹湿论。

在治法上，针对风温燥湿难单纯以清燥苦泄治愈的缺陷，方氏适当变通古人之说，用药与喻氏之清燥救肺汤有所不同，而是采用轻清流利，佐以辛淡疏通，荡伏邪驱新邪，具有疏风润燥而不伤气耗液、轻流气畅而不重浊滞涩之功，取喻氏甘寒保津之精华，又有所发挥，使更符合其时代的疾病特点。

五、柯韵伯寒温一体论对金兰升伤寒温病同源思想的启示

柯韵伯是清代著名的伤寒学家，曾寓居虞山，精于伤寒之学，治学态度严谨客观，撰《伤寒论注》《伤寒论翼》及《伤寒附翼》三部，合为《伤寒来苏集》八卷。柯韵伯其中一个著名的观点就是寒温一体论，其在《伤寒来苏集》中提出"温病症治，散见六经""仲景之六经，为百病立法，不专为伤寒一科，伤寒杂病，治无二理，咸归六经之节制"，认为伤寒温病虽病证不同，然医理相通，有时治疗亦密切相关，如其主张"阳明为成温之数"，用白虎加人参汤，预保元气于清火中，是温病常用治法，此外其根据患者病情偏颇兼夹，亦可运用仲景猪苓汤、茵陈蒿汤及白头翁汤等，对后世温病学家运用清、下法提供重要参考。

受柯氏学术思想启迪，虞山名医金兰升认为伤寒、温病同宗同源，辨证论治常可互参，如对于温病辨证，无论新感或伏气致病，皆重视"六经形

证"，关于治疗，则虽宗六经辨证而不泥其法，临证选方用药灵活机变，不仅可"清轻透达"，透邪外达，而且金兰升胆识过人，认为"温病下不厌早"，每用承气汤攻邪，常救人于危难。

六、柯韵伯方证学说对赵鸣芳经方运用思路的影响

赵鸣芳为当代虞山医派伤寒学的著名医家，其受柯韵伯方证思想启发，强调方证对应，对柯氏的方证学说有所传承和创新，临证尤其注重经方应用，方药虽少，然效如桴鼓，是小方治疑难病的代表医家。

柯氏认为《伤寒论》诸方随证而设，不被病名、经络局限，此为后世方证思想之学术渊源，如其《伤寒论翼·制方大法》言"仲景制方不拘病之命名，惟求症之切当，知其机得其情""仲景之方，因症而设，非因经而设。见此症便与此方，是仲景活法"。赵氏十分赞同这种方证对应的思想，认为"方以证立"是仲景辨证论治的核心内容，方可以随时变，而不外仲景之法，法可以随证立，而不外仲景之方，故临证须方证对应乃可使用，正如《伤寒论》通脉四逆汤证下注"病皆与方相应者乃可服之"。当然，与柯氏一样，赵氏认为"症"与"证"不应严格割裂，而且赵氏进一步提出临证辨证论治，并非单纯以证明治，亦可以症明治。

此外，赵氏亦精通药性，选方用药思路清晰，有时亦强调"有是证用是药"，以药证探索疾病的证治思路，如其强调芍药尤适用于治腹痛兼大便燥结，然在治疗胃阳虚导致的腹痛下利时，芍药用量宜慎重。除此之外，有时亦将方证、药证相结合，联合辨治，以《伤寒论》第107条为例，"伤寒八九日，下之，胸满烦惊，小便不利，谵语，一身尽重，不可转侧者，柴胡加龙骨牡蛎汤主之"，赵氏指出胸满心烦属小柴胡汤证，谵语是龙骨、牡蛎、大黄的共同药证，小便不利、水肿、不可转侧是桂枝、茯苓药证，而方中的桂枝、茯苓、大枣、龙骨、牡蛎的共同药证则是心悸。

七、裴雁宾启迪江育仁"脾贵在运而不在补"的儿科思想

裴雁宾和江育仁皆为虞山医派善治儿科病的代表医家，裴氏临证注重顾护脾胃，如小儿"裴麦粉"就是为促进小儿药物吸收而创，对于疳证初起出现的脾疳之证，裴老常以"和脾散"和运脾胃，受裴氏脾胃思想影响，江氏提出"脾贵在运而不在补"的学术观点，用于小儿疳证、厌食症、泄泻、贫

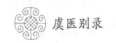

血等诸症的治疗，由此创立运脾学派。

江育仁对运脾法见解独到，指出运脾之法，并非单纯的补法，而更多当属八法之和法，"运"者，补中寓消，消中有补，补不碍滞，消不伤正。在小儿脾胃病的治疗上，一味壅补有碍气机，过用峻消则易损脾伤正，故和运之法方为治疗脾失健运之要法。此外，江氏在运脾药物的使用上首选苍术，认为"该药性味微苦，芳香悦胃，功能醒脾助运，开郁宽中，疏化水湿，正合脾之习性"。

八、余听鸿食疗思想对陶君仁药食同源治疑难病的影响

虞山医派与孟河医派关系密切，常有医家之交集，如余听鸿受术于孟河，悬壶于虞山，不仅内外科兼修，而且深受仲景食疗思想的影响，将食疗法作为其临证治病之特色，临证遣方用药时，常巧妙地将食物与药物相结合，简单又不失疗效。

纵观余氏医案，发现其常用青葱管、韭菜等作为辅助，煎汁以助药力，如治小产案中，用葱二斤熨洗少腹以温阳运气；治腰间收束痛时又将青葱管、韭菜根二物捣汁，青葱管温阳活血，温通腰府，在温中行气的同时又能够健胃提神，为整方起到了画龙点睛的作用。

余氏运用食疗法时甚重视对脾胃的顾护，曾言："土生万物，脾土一败，诸药不能克化。"只有脾胃运化正常，药物方可吸收，其在实际诊疗中，常选色黄之食物，以黄入脾胃，如山芋，色黄味甘淡，入脾，以土包而煨，更加强其对脾胃的温补作用，在患者脾虚泄泻服药不能吸收时，此食疗之法可恢复脾运，从而使大便恢复正常。

余氏临证亦善用血肉有情之品，如老母鸭、鹿胶、龟板胶、牛筋、羊胫骨、鸡翅、线鱼胶、猪脊筋、羊肾、海参、淡菜等，正所谓"精不足者，补之以味"，其认为血肉有情之品药力强劲，填精益血，尤适用于精血不足引发的疾病，同时配伍通经活络及滋肾养肝的药物，疗效极佳。

陶君仁曾师承孟河名医周憩堂，受孟河医派学术思想的影响，亦将药食同源理念运用在疑难杂症的治疗上，如其创制"陶氏柔肝饮"，可治肝胃气痛，方中大剂量使用生麦芽以疏通肝气，再配薄荷散郁，使肝气得疏则胃气自畅，疼痛自消，同时配伍芍药、甘草酸甘化阴，木瓜酸而入肝，山药补脾气而养胃阴，茵陈清利肝胆湿热；此外，其以猪肝桑椹汤治疗诸多肝炎患者，每获良效，该方以猪肝（清蒸取油）、鲜桑椹子养血为君，配合木瓜、

麦芽、甘草、四君子汤之类柔肝健脾，再加丹参、莪术、三棱等活血化瘀之品，共奏柔肝健脾、养血活血之功，已被虞山医派当代医家广泛运用于各种肝炎及肝硬化的证治中，已成为中医治疗肝病的特色食疗法；此外，受余氏补益思想启发，陶氏亦善用血肉有情之品，然其认为并不是所有人都适用补益之法，临证应注重病机的变化，对症下药，且须适当配伍，以更好发挥补药之功效，常以鹿角胶、阿胶、龟板胶等与理气、健脾之药配合，温阳滋阴养血的同时又可防滋腻碍胃。

九、陶君仁复法合方膏方思想对邵亨元妇科膏方运用的影响

陶君仁临证重视膏方运用，多采用复法合方之思路，不仅强调顾护机体先后天之本，常用六味地黄丸，二至丸，左、右归丸及龟鹿二仙胶等滋肾精，补元阳，用八珍汤、补中益气汤、水陆二仙丹等调理后天气血；而且临证须辨证，根据营血亏虚、阴虚火旺、阳虚不振、瘀血阻络等诸病机，随证治之，具体如肝胃不和者加柔肝饮，木火刑金者配黛蛤散及自拟龙蚝汤，痰多者加川贝杏仁饮、三子养亲及二陈汤，同时陶老认为血不利则为水，但凡痰多者，多伴血瘀因素，故其在化痰同时喜配乳没、丝瓜络、丹皮参、广郁金、桂枝等活血通络之品，往往事半功倍。

邵亨元受陶氏膏方思想影响，将其重视先后天的思想广泛运用于妇科病的治疗中，同时亦有所发挥，强调"肝脾肾为本，五脏并重，温补为主"。此外，结合女性"经带胎产"的生理和病理特点，通过辨证，建立平衡，常数法并举，数方合用。如运用调肝膏法治疗不孕、闭经等疾病之时，根据患者的实际情况及伴随症状，或疏肝解郁，或平肝潜阳，或养血柔肝，有时亦会多法合用。具体用药时，针对肝气郁滞，以疏肝为主，适当配合理血，常以逍遥散、柴胡疏肝散加减，酌情加合欢花、佛手等疏肝理气之品，理血则尤善运用花类药，若患者同时伴有月经量少色红，点滴淋漓者，为肝阴血不足，或郁火伤阴，则重在柔肝养肝，以治肝体，常用一贯煎加减，亦喜用首乌、沙参、麦冬、熟地黄、黄精等甘润之品滋肝柔肝，颇具陶氏用药之风。

──────── **结语** ────────

虞山医派历史源远流长，经过历代医家的不断传承发展，其学术思想日趋成熟。医派坚持仲景之说，又秉承寒温一体，对江南地区中医经典理论的发展具有重要贡献。我们通过对虞山医派学术传承脉络的梳理，不仅可明晰其历代

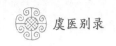

医家的学术关系及传承发展轨迹，更可作为中医药学中寒温统一说、脾胃学说等经典理论演变之缩影，学史以明鉴，继承以创新。

第四节　虞山医派先贤理论古法吾用举隅

虞山医派自明清开始，学术思想逐渐成熟，其海纳百川，兼容并蓄，代表人物众多，对中医药发展起到重要贡献。作为虞山本地杏林之士，吾对虞山先贤学术思想有一定感悟，并常临证用之，多获良效。本文重点对缪希雍、喻嘉言、柯韵伯及陶君仁代表性学术思想进行阐述，并结合自身临床体会，明晰本医派部分学术脉络。

一、缪希雍

缪希雍为虞山医派代表人物，其一生游历，足迹遍布半个中国，以《先醒斋医学广笔记》及《神农本草经疏》最为出名。缪氏学术观点鲜明，如"时地议""脾阴说"及"吐血三要法"等，传承仲景之说，并对后世温病学派的发展产生了深远影响。

（一）时地议

缪师"时地议"理论发挥了王叔和"土地温凉，高下不同"的见解，提出疾病治则应因时制宜、因地制宜，吾曾受此理论启发，在杭州治一体癣患者，其数年前发体癣，以手足及腹股沟处最为明显，早期用激素类药膏外擦后病情得到控制，然常易死灰复燃，后患者拒绝运用激素治疗，常年寻求中医调养，病情亦时轻时重，考虑患者为杭州人氏，江南湿热为重，故初诊以清利湿热论治，效果不显，甚有加重之势，百思不得其解。由于工作原因，患者常有多地居住之历，此次前往广西出差，温暖腠开，未服药竟体癣全消，然回杭后又复发如旧，工作繁忙亦无暇服药，即又前往江苏出差，其癣发更甚，破溃流脓，终停工作，前往继续诊治。一南一北，一温一寒，一汗一闭，诊治明朗，给予温阳开腠，模拟南方之体，以四逆汤配合麻桂合剂，同时配伍生石膏、银花、连翘、苏叶及浮萍清热宣透解毒，寒温并行，相反相成而治一周顽癣始消，嘱其继续原法，随证加减调服，病情控制良好。

自古中医有内治不治喘，外治不治癣之说，盖此病皆为顽疾，反复发作，缠绵难愈。此患者初诊以其地域诊病，从湿热而治，不效甚有加重之势，为病证未明，思路未清所致。然根据患者地域迁移所致病情变化情况得知，得热得汗则缓，得寒得闭则甚，此阳虚腠理不疏之机也，当以温阳开腠为治，并结合阳郁化热之势，采用寒温并治，即辛温辛凉共施及温阳透热之法，相反相成，寒温一体，既药仿南方之境，又顾毒热之表，因而奏效。

（二）脾阴说

缪师首次提出"脾阴之说"，其言："世人徒知香燥温补为治脾之法，而不知甘寒滋润益阴之有益于脾也。"故用药常以石斛、木瓜、牛膝、白芍等为主，若患者脾胃运化功能尚可则可佐以生地黄、枸杞子、茯苓、黄柏等品，并重点以酸甘柔剂作为补脾阴的用药原则。

吾通过临证，对脾阴有更为深刻的理解，曾治一鼻咽癌术后放疗患者，食欲不振并伴口干口渴，须随身携带一杯水以缓解口渴症状。从现代医学角度来说，此因鼻咽癌放疗导致唾液腺被破坏，口腔内唾液分泌不足，故而有口渴症状。结合患者以往诊治经历，处方中多有补气健脾及理气开胃之药，然食欲不振却未见好转，观其舌红无苔，决定先解决阴伤问题，考虑患者运化不良，故处方运用平补养阴生津之药如沙参、麦冬及玉竹等。一段时间后，患者复诊来诉，口渴症状虽未缓解，然食欲大增，消化能力有所提升，吾恍然大悟，此平补养阴之品所养即为脾阴。患者此时脾阴虚，健脾补气、开胃消食之药并不对证，养阴之药方可改善其脾胃运化情况。临证所用平补养脾阴之药有沙参、玉竹、黄精、麦冬、葛根、天花粉、石斛、白芍等，然此患者脾胃运化欠佳，故切记谨慎使用阿胶、地黄等滋腻之品，因患者脾胃运化功能失调，此类药物会导加重脾胃负担。

临证发现脾阴受损可导致多种疾病，在治疗脾阴虚之干燥综合征时，吾常运用补益脾阴之法，方用沙参麦冬汤及生脉散加减，可益气养津，缓解患者阴伤口渴等症状；同时，运用补脾阴治疗脾阴虚之帕金森综合征亦能取得一定疗效，脾主四肢肌肉，患者脾阴亏虚，肌肉失于濡养继而导致其运动功能障碍，养脾阴使脾胃功能恢复，四肢濡养充盛，故而起效。

（三）治（吐）血三要法

缪师治吐血三要法为其治血证的代表思想，对后世临证具有重要指导意义，其言："宜行血不宜止血，宜补肝不宜伐肝，宜降气不宜降火。"由于瘀血阻络，血不归经，泛溢于外，因瘀致血，若见血止血，则易导致瘀血，

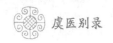

瘀凝其脉络，则恶性循环，势必出血不止；肝为刚脏，喜条达而以升为畅，肝郁化火又可影响其藏血之功，导致血证者居多，同时肝主疏泄，枢机不利则他脏常受其害，机体内诸多血证每每与肝相关，故其治疗时应注意补肝养肝，常用酸枣仁、白芍、乌梅等品；另外对于吐血，若用苦寒降火之药，则败胃伤脾，脾不统血，亦会加重出血，而降气之药则相对缓和，且阳明之气，下行为顺，气降则火降，火降则血止。

运用此吐血三要法之理，临证曾治一肝硬化并发食管 - 胃底静脉曲张患者，其虽出血较轻，然反复发作，多次入院止血治疗，平时饮食以流质为主，久之严重气血不足，后寻求中医治疗，针对其血虚伴瘀血之病理状态，运用养血补肝、化瘀止血之思路，调理数月，吐血未再复发，亦可正常饮食。

此外，吾常借此发挥，运用治疗其他出血之证，曾治一血淋患者，近几月来，心烦易怒，腰酸而痛，小便短赤，频急作痛，尿常规检查：红细胞+++。前医屡投清热利尿通淋之剂，药后平平，更医来诊。观舌光红，脉细而弦，略带有涩，脉证合参，证属肝肾阴虚，相火内炽，下迫膀胱，伴有下焦瘀热，给予补肝泄木、化瘀利水之法，数月见效。

二、喻嘉言

江西名医喻嘉言晚年寓居虞山 17 年，患者门庭若市，其著作颇多，以《寓意草》《尚论篇》及《医门法律》最为出名，其中《尚论篇》是喻嘉言伤寒学术成果之精华。此外，其亦有秋燥论、逆流挽舟法等经典学术思想，对后世临证具有重要指导意义。

（一）秋燥论

秋燥论是喻嘉言因时制宜临证思路的体现，其在《医门法律》中专列《秋燥论》篇，认为虽燥生于秋冷，但其性异于寒湿，多常偏于火热，此因"燥位之下，火气承之"，燥盛而兼火化之故，并创立名方清燥救肺汤，为后世治疗燥邪为病奠定基础。

曾在秋季遇一咳嗽患者，偶有少量白痰，反复发作，前医见其咳嗽白痰，误以为秋冬寒痰致咳，故运用温阳化痰之法，然收效甚微，随之痰色逐渐转黄，且愈发干燥。仔细研究患者病历，吾认为患者痰色转黄一则为疾病之原貌，开始化热不显，故咳少量白痰，然随着秋燥化热，燥热咳嗽之征渐显；另则运用温阳之药，助火化热。遂治以清热降火、润燥止咳之法，以清燥救肺汤合沙参麦冬汤加减为治，起效甚速。

（二）逆流挽舟法

逆流挽舟法是喻嘉言针对痢疾兼表证所创之法，即从表陷者仍当由里出表，如逆水挽船上行之意，代表方为人参败毒散，药后疏散表邪，表气疏通，里滞亦除，其痢自止。

曾治一夏季因空调受凉感冒患者，伴有下利不止，清稀量多，就诊时面色苍白，四肢乏力，时有眩晕，体温稍高，此暑季表邪入里，扰乱胃肠，导致寒湿下利，遂运用逆流挽舟之法，方用葛根汤加减，并嘱其烈日下散步，顷刻大汗淋漓，烧退泻止。

逆流挽舟即解表达邪之思路，在《伤寒论》葛根汤证治中即有所体现，32 条言："太阳与阳明合病者，必自下利，葛根汤主之。"仲景以葛根汤发汗解表，逆流达邪，以防止表邪内传，喻氏之思路与仲景一脉相承。本案中即以葛根汤升提解表，以散寒湿止泻，用药虽与喻氏不同，然理法却是相通。

三、柯韵伯

柯韵伯祖籍浙江慈溪，后移居常熟，所著《伤寒来苏集》即为其定居江苏姑苏虞山而著，对《伤寒论》研究有重要贡献，然其并非拘泥古法，临证追求与时俱进，秉承寒温一体思想。

寒温一体论

柯氏对《伤寒论》有独到见解，在其众多学术思想中，"温病症治，散见六经"之寒温一体思想甚为有名，认为伤寒、温病同宗同源，临证不应将两者割裂，不必刻意区分伤寒方或是温病方，此延续发展了缪希雍的"时地议"思想，对后世温病学有重要启示意义。

曾以此思路寒温同用治痢疾，疗效显著。该患者素有痢疾，西医肠镜检查示：溃疡性结肠炎，常以西药柳氮磺吡啶片灌肠，病情时有反复，此次感冒后脓血便加重，并伴恶寒发热，此为湿热毒邪腐蚀肠道并伴表邪侵袭所致，初以为表邪随经化热，故以疏散风热配合清热解毒之剂解之，患者脓血便的症状显著减轻，然表证依然存在，时有恶寒，鼻塞流清涕，舌淡苔白，脉浮，给予疏散风寒兼清毒热，以麻桂合剂配合白头翁汤治之，调治一段时间后，表证已解，大便正常。

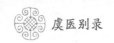

此为肠道湿热毒邪导致下利便脓血便，并因起居不慎感邪加重，初受表邪随经化热思想影响，故以风温治，然表邪不去，结合患者诸证，此虽内有湿热毒邪，然表却为风寒之邪，当以疏散风寒为治，故二诊以麻、桂、辛等辛温之剂解表，亦取逆流挽舟之意，配合白头翁汤寒温同治，诸证消失，此寒温一体思想之实例。

四、陶君仁

已故先师陶君仁是当代虞山医派代表人物，其推崇仲景之说，且深受张锡纯《医学衷中参西录》影响，临证知常达变，用药灵活，提倡柔肝理念，此亦为缪希雍"宜补肝不宜伐肝"思路之延续，所创制柔肝饮运用广泛，对各种肝血不足所致之疾皆有一定疗效。

柔肝法

柔肝是陶君仁最具代表性的学术思想，其认为肝为刚脏，切不可以刚制刚，若疏肝太过则劫肝阴，清肝太过则伤肝气，补肝太过则碍气血，唯有柔肝和枢、以柔克刚最为恰当，陶氏柔肝饮思路源于《伤寒论》四逆散，方中茵陈代柴胡以防柴胡劫肝阴，麦芽代枳实以防枳实破肝气，并保留芍药、甘草以柔肝健脾，且皆以生药用之，取其调达肝气之优，此方目前在陶氏生前所在医院已制成胃炎合剂，被广泛运用于各种消化系统疾病治疗中。

柔肝和胃，兼顾养阴为柔肝法之精髓，临床可被广泛运用于各种肝胃不和且伴阴虚之证，曾用本法治一肿瘤化疗后有此证候的呕吐患者，取得一定疗效。此外，柔肝之法不仅适用于肝胃不和之证，对肝血不足导致的多种杂病亦有一定疗效，如柔肝养血可以养筋脉、止痹痛，治疗筋脉失养之痹证，曾仿陶氏柔肝法治一顽痹患者，效如桴鼓；亦曾以柔肝平肝配合滋阴清火之法，治愈一虚火刑金所致咳嗽患者，以示虚火咳嗽之证治不单治肾，亦需治肝。

结语

虞山医派学术思想源远流长，作为此派学术传承人，吾常在查阅浩瀚文献及临证过程中思考古今，对先贤学术思想颇有感悟，然仅为冰山一角，须在之后临床实践中，不断挖掘其更深层次的理论精髓，并反复验之，以期形成更为完整、系统的理论体系，为中医医学流派研究抛砖引玉。

第五节　虞山医派学术传承发展路径探索

　　江苏地方医派众多，虞山医派为其中代表，其绵延数千年，自明清开始渐成气候，其间赵开美版《仲景全书》出版为此医派成熟之里程碑，之后虞山诸医家皆以此研习仲景之说，并根据不同时代背景、江南地域特点及患者体质演变等因素，灵活变通伤寒学说，促进了温病学派的诞生。故我们除上述文献检索外，亦围绕临床调查、影像记录、医派教育、文旅及治未病中心建设等多方面展开论述，探索虞山医派学术传承路径，为江苏乃至全国其他地方医派的建设提供参考。

一、临床调查研究，传承虞医薪火

　　前期虞山医派研究多停留于文献层面，并未广泛与常熟本地中医临证实践相结合，相关研究成果缺乏临床疗效反馈，此大大影响了对虞山医派的全面认识，不利于明晰其学术传承脉络。故须重视理论联系实际，并将相关研究成果与常熟本地中医及时沟通交流，同时对相关患者进行问卷调查，验证成果的合理性及实用性。如我们对常熟名药胃炎合剂（由陶氏经验方柔肝饮所化裁）进行了临床随机抽样反馈，发现其治疗消化系统疾病效果显著，得到患者一致好评；又如我们对陶君仁及其学术传承人的膏方病例进行调查，研究发现其多以龟鹿二仙胶为基础方补肾生髓，该方气血阴阳并补，可调治各种肾虚髓空之疾。

　　在上述临床初步调查基础上，选择具有代表性的学术思想成果，通过对一定样本量的随机对照研究，进一步论证调查结果的科学性，以虞山医派补肾膏方研究为例，我们应用现代影像学技术（头颅核磁共振成像），通过对龟鹿二仙胶干预肾虚髓空型阿尔茨海默病患者的相关研究，探讨中医"精生髓"的内涵，为补肾生髓治法提供了临床依据。

二、影像抢救保存，记录医派思想

　　随着虞山医派相关资料日益遗失及学术传承人相继离世，尽快用影像记录此派学术思想显得尤为迫切，结合近年来网络媒体时代的到来，及时将研究成果数字化、网络化，让普通百姓通过各种传统媒体或自媒体等传播媒介，了解虞山医派的学术传承，以此激励更多文化界人士及中华传统文化爱

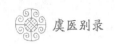

好者加入虞山医派的文化抢救工作中。

为此，我拜访国内知名纪录片导演周兵、朱建宁等，获其指导，联合组建纪录片创作团队，由本人担任总导演及总撰稿人，制作纪录片《虞山医派》，对虞山医派相关专家及资料进行抢救性拍摄，并将相关研究成果转化为视频模式进行传播，亦可作为虞山医派的宣传片，已在央视频、常熟市中医院微信公众号等网络平台上线。

三、加强医派教育，培养术德合一

目前国内对于中医学生床边教学大多以常规的中、西医术教育为主，教材亦较为统一，缺乏对具有地方特色的医派传承教学，由于地域、气候、饮食习惯等差异，各地患者疾病特征亦有所不同，而地方医派学术思想教育正是因地制宜学术经验传承的体现。

虞山医派代表医家皆秉承"术德合一"的临证及治学理念，为此，我们将此精神融入虞山医派的教育工作中，通过虞山医派"术德合一"思想课程建设，落实具体教材（以《伤寒琢》《虞医别录》《医经条解》及《陶君仁临证要旨》等多部著作为基）、教学大纲等编写，以及将课程教育过程制作成慕课（MOOC），并在多种 MOOC 平台推广传播，让更多中医学生、中医爱好者等观看获益，促进医派学术思想的网络传播。

四、以文旅为契机，促治未病建设

若要医派研究长久及深入，需要可持续的动力，包括经费及人员保障等，故我们选择将中医流派文化与文旅结合，通过南京中医药大学、常熟市中医院及常熟中医药博物馆等平台，进行纪录片的传播及医派文化宣传，以此促进文旅建设，又以文旅进一步反哺医派的深入研究；除通过博物馆宣传虞山医派外，我们亦秉承"文化为魂，中医为体，科普为用"的理念，通过医派文化进学校、进社区等宣讲活动，增加公众认知度，以此促进虞山文旅建设。此外，虞山医派历代医家皆重视治未病的思想，对医圣张仲景治未病的精髓有深刻感悟，见微知著，以防恶变。目前，此理念在常熟的中医界得到了很好的传承发展，其从中医经典中探索治未病的思路，未病先防，先安未受邪之地。多家医院立足中医经典学说，如从《伤寒论》桂枝证治思想中提炼药食同源、针药并用、先其时而治等治未病思想，同时梳理虞山先贤治未病的学术传承脉络，如防病首当调整阴阳、养护胃气等，将研究成果运用到临床实际中，为前期已开展的虞山医派治未病中心建设提供参考。此外，亦通过网络媒体，将虞山医派治未病文化及学术教学融入科室建设及社会科普中，获得普遍好评。文旅、治未病中心及虞山医派建设三位一体，这样的流派研究才能长久，亦更具备社会学价值。

结语

本文从学术传承角度，制定了虞山医派相关的研究路径：在前期对虞山医派历史文化背景及学术思想初步探索的基础上，继续运用临床调查等诸多方法，对虞山医派进行深入研究，以期明晰其学术传承脉络，并将研究成果落实到虞山医派教学中。另以影像记录方法保存虞山医派相关研究成果，通过纪录片摄制传播，抢救性挖掘、保存历代医家学术思想；此外通过文旅及治未病中心建设，为医派研究提供原动力。

第二章　虞山医派代表医家

第一节　赵开美

赵开美，又名赵琦美，字玄度，一字如白，号清常道人，明代著名的藏书刊刻大家，虞山医派代表学者。万历年间赵开美由父荫授刑部郎中，官太仆丞，因党争之乱备受打压，才不见用，进而与其父赵用贤静心从事考据、辑佚、音韵、训诂、辨伪等纯学术活动，兴虞山藏书、刻书、校书、著书之风。赵氏笃志近思，所刊刻《仲景全书》为虞山医派乃至江南医派学术思想传承发展的重要著作，更为后世研究张仲景学说提供了宝贵财富。

一、江南虞山，藏书典蔚然成风

虞山坐落于江南水乡中，历代文化兴盛，四方辐辏，人文荟萃，加之藏书校刻之风盛行，藏书家辈出，赵氏父子在此方面堪称翘楚，可谓声名显赫。

赵用贤，字汝师，号定宇，隆庆进士，万历年间官至吏部左侍郎，爱书甚笃，著有《明史艺文志》《三吴文献志》等，撰《赵定宇书目》。赵开美受父辈熏陶，嗜书如命，父逝后继其业拾其遗，视搜购古籍为平生乐事，投入大量精力钞校载籍。

赵氏藏书室"脉望馆"据称"所哀聚凡数万卷"，"脉望"原指古书中的蛀虫，据《仙经》记载："蠹虫三食神仙字，则化为此物，名为脉望。"脉望馆因保存完整，被称为中国私家藏书楼的"活化石"。据赵氏编订的《脉望馆书目》，著录图书近 5 000 种，20 000 余册，所藏所刻之书也大多为后世名篇的善本，赵氏爱书之深切、藏书之富有可见一斑，其开近世著录残宋本之先例，启示后人对藏书理论的总结研究。赵开美卒后，藏书大多归于钱谦益之绛云楼，后因失火，遗失众多，此为中国藏书界之重大损失。

二、苦心校刻，经典古籍得流传

赵开美博学多才，校书质量学术界公认，加以藏书丰富，热心发扬中华传统文化，通过藏书共享，广传秘籍，极大地促进了江南地区文化的交流。钱曾所著《读书敏求记》是研究我国古籍版本学的重要著作，载有赵开美事迹，着重赞其校书之勤与精。如杨衒之《洛阳伽蓝记》五卷言："清常道人跋云：'岁己亥，览吴琯刻《古今逸史》中《洛阳伽蓝记》，读未数字，辄龃龉不可句，因购得陈锡玄、秦酉岩、顾宁宇、孙兰公四家钞本，改其讹者四百八十八字，增其脱者三百二十字。丙午又得旧刻本，校于燕山龙骧邸中，复改正五十余字。凡历八载，始为完善'。清常言校雠之难如此。"

岁乙未，赵氏家乡常熟疫疬大作，医生只读时方而不明仲景伤寒，赵氏心存针砭时弊之意，在名医沈南昉的协助下，不仅控制了家人之瘟疫，而且以此为机酝酿刊刻仲景之书，并由其父赵用贤命名为《仲景全书》，此经典在中医学史上具有重要意义，为虞山医派伤寒学术思想的传承发展创造了重要条件，同时促进了江南地区中医经典的流传，奠定了虞山医派在江南医学中的学术地位。

明代万历二十七年，《仲景全书》刊刻完成，虽时代不断变迁，然赵氏《仲景全书》，尤其是其中翻刻宋版《伤寒论》仍是当今中医界研习张仲景学说的首选版本，对中医学尤其是中医经典理论的传承发展影响深远。

三、翻刻无异，赵本伤寒流医林

明代万历年间，赵开美翻刻了北宋元祐三年（1088年）刊行之小字本《伤寒论》，因其字体行格，妙近原貌，学者尊称该本为"宋本伤寒论"。而真正意义上的"宋本伤寒"，原是指北宋治平二年，林亿等人校订的《伤寒论》，已销声匿迹，湮没于历史长河之中，而赵本《伤寒论》几乎保留了宋版《伤寒论》的全貌，对伤寒学研究具有极高的学术价值，是后世多数中医《伤寒论》教材的版本来源。

（一）较唐本近原貌

唐代孙思邈撰写的《千金翼方》卷九、卷十中也收录了当时的《伤寒论》，就是现在所谓的唐本《伤寒论》。相较于唐本《伤寒论》，赵本《伤寒论》在结构上有所变化，其在唐本基础上新添《辨脉法》第一、《平脉法》第二、《伤寒例》第三等篇；不仅如此，两者部分内容方面亦存在差异，如在"可"与"不可"诸篇，唐本、宋本亦有明显区别，又如在太阳病篇编排方面，唐本按七法分类编著，而赵本则将其分为太阳上、中、下三篇；此

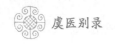

外，就条文总数而言，赵本要明显多于唐本。由此观之，赵本《伤寒论》更具有研究价值，故而获得当今学术界更多的称誉与重视。

（二）较成本解疑云

相较于《注解伤寒论》，赵本《伤寒论》保留了成无己所删去的宋本诸小注及校勘语。如《注解伤寒论》卷四《辨太阳病脉证并治下》第141条云："寒实结胸无热证者，与三物小陷胸汤，白散亦可服。"此条方证相悖，三物小陷胸汤与三物小白散寒热相违，条文必属误文。赵本《伤寒论》中可见注云："一云与三物小白散。"正如注言，《千金翼方》卷九《太阳病用陷胸汤法》作"寒实结胸无热证者，与三物小白散"，无"陷胸汤"三字，《金匮玉函经》卷六亦作"与三物小白散"。若无注语，用三物小陷胸汤治疗寒实结胸，定会令学者困惑纷起，不得伤寒经言要领，甚至会对《伤寒论》的临床价值有所怀疑，正如章太炎所论："今成本删此校语，则终古疑滞矣。信乎，稽古之士，宜得善本而读之也。"

此外赵本《伤寒论》还保留着与《脉经》卷七、《千金翼方》卷十、《金匮玉函经》"可不可篇"相似的内容，然《注解伤寒论》却删除了这些部分。通过对赵本《伤寒论》的研究，读者可更接近仲景《伤寒论》的原貌，体悟条文背后深刻内涵及临证运用思路。

（三）流传多舛续薪火

赵开美翻刻版宋本《伤寒论》弥足珍贵，然至今已过数百年，其书存世甚少，仅有五部，此在本书上文已述，除此之外，中国国家图书馆今藏缩微胶卷一套。另外此书亦有不少其他版本，现传世版本众多，令人眼花缭乱，倘若遇到不同之文，不知如何适从，故知其版本流传对今之伤寒研究具有重要意义。

赵氏初次翻刻宋版《伤寒论》后，句斟字酌，竟发现《伤寒论》刻本存在如此众多的严重错误，乃请本地刻工赵应期补刻之，故如今流传之本有初刻与补刻之别，初刻本虽有众多讹误，但版本价值甚高，现存版本之异也由此而来。详加校读，目前所传日本内阁本应为赵初刻本，而中图本、北图本及台湾本等则为赵补刻本。

赵开美本《伤寒论》刊行后不久便传于日本，日人曾加以翻刻，经两百多年的学术沉淀，在丹波元坚及森立之、堀川济等日本汉方考证医学泰斗的引领下，赵本《伤寒论》的学术价值真正得到广泛认可。日本翻刻赵开美

《仲景全书·伤寒论》以安政三年崛川济本最佳，最逼近赵本《伤寒论》旧貌，民国时期恽铁樵以此为底本覆刻，使赵本《伤寒论》在我国广为流传。

前辈学者求真求实，辄考原委，如北京中医药大学钱超尘教授认为杨守敬清末出使日本所获的"影抄北宋本《伤寒论》"为伪造，其所据的底本实则为赵开美本，武昌医馆翻刻的"影抄北宋本《伤寒论》"更是以杨守敬本为底本；又如1908年藏书家徐坊（号矩庵）发现一部真正赵开美的翻刻宋版《伤寒论》，欣喜过望，题记云："《伤寒论》世无善本，余所藏治平官刻大字景写本而外，惟此赵清常本耳……"其言虽值得推敲，然若其所言，宋刻大字本《伤寒论》或存于今，后世能见其原貌，实乃我民族之大幸；再如刘渡舟本《伤寒论》以中国国家图书馆珍藏的赵开美本缩微胶卷为底本，校勘精确、注释恰当、按语中肯，极大推动了中医伤寒教育事业的发展。

结语

赵开美一生埋首藏书校刊，日以继夜，所藏《古今杂剧》是研究我国戏剧史的重要典籍，所刻《仲景全书》则为中医人研学必读之书。通过论述赵开美版《伤寒论》的刊刻与流传，窥探其治学思想及对祖国传统文化传承的历史贡献。

第二节　缪希雍

缪希雍，字仲淳，明代著名医家，是虞山医派重要代表人物之一，其自幼多病，自学岐黄，撷取诸家精华，不偏一家之言，悬壶数十载，撰述《先醒斋医学广笔记》及《神农本草经疏》等多部医学典籍。缪氏于自身临证经验基础上，阐发脾阴奥旨，创吐血三要法，论述"伤寒时地议"，发展出独具特色的甘平柔润用药体系，对温热病、中风、药物炮炙等亦有独特见解，其学术思想对吴又可、叶天士等后世医家有深刻影响，在中医学发展史上发挥了承前启后的作用。

一、脾胃为本，溯因当求之中土

在论治脾胃病方面，缪氏继承了《黄帝内经》《伤寒杂病论》及《脾胃论》等经典著作中的脾胃思想，强调脾胃之气的重要性，提出"脾胃无恙，

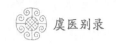

则后天元气日益生长矣"，不仅如此，在其临床诊治中，同时维护脾胃与其他脏腑的关系，以求诸器得养、诸脏调和。

（一）甘寒滋润益脾阴

前人李东垣论治脾胃，多阐述脾胃气虚所致的各种病证，喜采用甘温益气升阳之法，其脾胃内伤学说为后世医家所推崇，逐渐形成"脾无滋法"之偏论，临证多用甘温、香燥、益气之法。缪希雍虽承李氏之说，然不拘陈规，明晰《内经》"脾脏营"及"脏真濡于脾"之旨，并结合自身临证经验，首倡脾阴新说，指出脾阴有运化水谷、化生血液、营养机体的作用，主张用甘寒滋润之品治脾，其云："世人徒知香燥温补为治脾之法，而不知甘寒滋润益阴之有益于脾也。"

缪氏认为脾阴不足者，脾胃运化失司，濡润无权，进而阴虚生热，可见不思食、形体倍削、腿痛、困惫之极、不能行立、烦懑身热及不眠等症状，此时不可妄用甘温、升阳、益气之法，宜选甘寒、甘淡、酸甘之品以遂脾欲，资其化源。临证用药，甘寒之品多用生地黄、枸杞子、车前子、石斛及白芍等；甘淡之品多选怀山药、茯苓、白扁豆、薏苡仁、芡实及莲子肉等；酸甘之品则以白芍、酸枣仁及木瓜等为主。

《先醒斋医学广笔记》载有"王善长夫人产后腿疼，不能行立，久之饮食不进，困惫之极"，缪氏认为"脾主四肢，阴不足故病下体"，诊断为脾阴不足之证，选用芍药、生地黄、枸杞子、茯苓、石斛、木瓜及牛膝等甘寒滋润之药而立效。缪氏脾阴之说，弥补了李东垣脾胃学说的不足，为清代叶天士胃阴学说奠定了基础，使中医学治脾之法臻于完善而流传后世。

（二）固护脾胃保生机

缪希雍认为"谷气者，譬如国家之饷道也，饷道一绝，则万众立散；胃气一败，则百药难施"，以此提出了"治阴阳诸虚病，皆当以保护胃气为急"的观点，强调脾胃乃死生所系，临证须时刻顾护脾胃之气，慎不可妄进苦寒戕伐之品，如"芩、连、山栀、四物汤、黄柏、知母之类"，以免"伤脾作泄"，另外"白术、陈皮，虽云健胃除湿，救标则可，多服反能泻脾，以其能损津液"，认为此类药物温燥劫津，耗伤脾阴，故亦不得滥施。这些脾胃观点在《先醒斋医学广笔记》所载的中风、泄泻、痢疾等疾病论治中有所体现。

（三）酸甘化阴调肝脾

肝木太盛，必乘害脾土，此时多应把握传变，兼顾肝脾，常以酸甘为治，《素问·脏气法时论》言："肝苦急，急食甘以缓之……酸泻之。"酸主收敛，酸味入肝经，酸能生血，甘能补中益气，酸甘合用，不仅可以补肝脾阴，还可缓肝急，泻肝实，令肝气平，而脾不受制。就柔肝而言，缪氏常以白芍、酸枣仁等酸味药调和肝脾，《神农本草经疏》认为"芍药禀天地之阴，而兼得甲木之气"，既能滋养阴血，又能扶持脾土，而"酸枣仁得木之气而兼土化，故其实酸平，仁则兼甘"；就健脾而言，缪氏创效方资生丸，亦可调肝脾。

（四）温肾补脾理中气

《先醒斋医学广笔记》有言："夫脾胃受纳水谷，必藉肾间真阳之气熏蒸鼓动，然后能腐熟而消化之。"由此可见，必肾火旺盛，则水谷腐熟有道，脾胃运化有常，故虚损诸证，既应重视后天脾胃，亦不得忽视先天肾根。对于脾肾两虚，历代医家多用四神丸，但缪氏认为四神丸虽固护脾胃，却仍偏重补肾，故创脾肾双补丸，该方由人参、莲肉、怀山药、菟丝子、山茱萸、五味子、车前子、肉豆蔻、橘红、砂仁、巴戟天及补骨脂组成，全方补中有泻，敛中有散，补而不滞。

二、气血为宗，因证互异精别之

《素问·调经论》曰："人之所有者，血与气耳。"气与血同源于脾胃化生的水谷精微和肾精，两者互根互用。气血不和，百病由生。缪希雍对调整气血关系，使其恢复协调状态，具有独到见解。

（一）治气三法

《难经·八难》曰："气者，人之根本也。"气分病，临床多见气虚、气滞、气逆三证，根据三者病机，缪氏总结治气三法"补气、破气、降气调气"，并同时结合脏腑特点辨证治疗。气虚多由先后天失养导致，症见神疲乏力、手足不温、舌淡脉细弱等，气虚者宜补之，缪氏常选用黄芪、人参、小麦、糯米及羊肉等；若由痰湿、食滞、热郁、瘀血等病理因素阻滞，气机郁而不通者，可用行气破气之品，如厚朴、香附、柴胡、木香及青皮等，因破气药辛燥劫津，须用于邪实气盛之时，且不宜久服，还常配养阴和血之

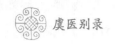

品，如沙参、麦冬、生地黄、枣仁、当归、白芍及甘草等；若气机上逆，其病变多累及肺、胃、肝，临床表现常见咳嗽、喘促、呃逆及头晕等，则须降气调气，药选紫苏、陈皮、郁金、降香及槟榔等。

（二）升降理论

气的升降出入，维持着人体正常的生理活动，若其升降运动失常，则五脏六腑、气血水火的平衡与协调均会受到影响，从而导致机体功能紊乱，进而产生病理变化。因此，缪氏临证时十分重视气机之升降，认为"升降乃治法之大机"，并在"十剂"（宣、通、补、泄、轻、重、滑、涩、燥、湿）理论的基础上增加了升剂和降剂。

缪氏在《神农本草经疏·十剂补遗》中言："病升者当用降剂，病降者用升剂。火空则发，降气则火自下矣，火下是阳交于阴也，此法所宜降者也。劳伤则阳气下陷入阴分，东垣所谓阴实阳虚。阳虚则内外皆寒，间有表热类外感者，但不头痛口渴，及热有时而间为异耳，法当升阳益气，用参、芪、炙甘草益元气以除虚寒虚热，佐以升麻、柴胡引阳气上行，则表里之寒热自解，即甘温除火热之谓，此法所宜升者也。"由此可见，缪氏所谓"升剂"，即是李东垣的升阳益气之剂，当然除传承先贤之升法外，亦重视对降法的运用，此为缪氏之重要学术思想，其独创的降气之法，病机强调上盛下虚，即阴虚而火升，治疗则用降气以降火，常用之药为苏子、枇杷叶及麦冬等，具体又因其他兼证而有所不同，简述如下：

一则降气益阴，若阴液耗伤，阳无所附而发越上升，"当亟降气，当益阴精"，缪氏善用苏子、枇杷叶及麦冬等以降气，同时用生地黄、枸杞子、山茱萸、白芍药、天冬、五味子、牛膝、童便及黄柏等滋补阴精；二则降气清肺，缪氏认为肺气清肃，若肺热气上，治当降气清肺，所用降气之药亦是苏子、枇杷叶、桑皮及麦冬等，清肺则可用黄芩、天花粉、前胡、川贝母、知母、玄参、石膏、竹叶、青黛及芦根等；三则降气治肝，肝气实而气逆冲上，治当降气治肝，降气思路如前，多选用苏子、降香、郁金、橘皮及麦冬等，同时以当归、生地黄、白芍、甘草、续断、鹿角胶及通草等益血补肝，若肝火实热较甚，亦可加用龙胆草、黄芩、柴胡、黄连及青黛等清肝火之品；四是降气养胃，所谓脾升胃降，胃以降为和，若胃气虚，胃气上逆，则应降气益胃，常养胃降气合法，这种情况下降气之药多用苏子、橘红、枇杷叶、竹茹及麦冬等，而养胃之药多用白茯苓、白术、白豆蔻、人参、白芍及牛乳等。

（三）治血三法

《灵枢·营卫生会》曰："血者，神气也。"血是构成和维持人体生命活动的基本物质之一，其循脉而流注全身，发挥营养和滋润作用，是人体生命活动的根本保证。缪氏谓："血为荣，阴也，有形可见，有色可查，有证可审者也。病既不同，药亦各异。治之之法，要在合宜。"其对治血立有三法：一是补血，血虚宜补之，治疗当用甘寒、甘平、酸寒、酸温之品以补益营血，常用药有熟地黄、白芍、牛膝、炙甘草、龙眼肉、鹿角胶、肉苁蓉、枸杞子及菊花等；二是清热凉血，正所谓血热者宜清之、凉之，治宜酸寒、苦寒、咸寒、辛凉以清血分邪热，药用童便、丹皮、赤芍、生地黄、黄芩、茜草、黄连、栀子、大黄、青黛、天冬及玄参等；三是行血，行者，通也，用于治疗血瘀之证，治疗当以辛温、辛热、辛平、辛寒及甘温等入血而通瘀结，或佐以咸寒软坚之品，药用当归、红花、桃仁、苏木、五灵脂、蒲黄、姜黄、郁金、延胡索、没药、牡蛎及芒硝等。

（四）吐血三要

对于吐血，时医多以寒凉或补气之品为治，此有其弊端，正如缪希雍所言："今之疗吐血者，大患有二：一则专用寒凉之味，如芩、连、山栀、青黛、柿饼灰、四物汤、黄柏、知母之类，往往伤脾作泄，以致不救；一则专用人参，肺热还伤肺，咳逆愈甚，亦有用参而愈者，此是气虚咳嗽，气属阳，不由阴虚火炽所致，然亦百不一二也。"缪氏针对时弊，认为气逆血升是吐血的主要病机，提出"见血休治血"的"吐血三要法"，具体内容归纳如下。

1. 宜行血不宜止血 缪氏认为"血不行经络者，气逆上壅也，行血则血循经络，不止自止"，故行血是治血的第一大法，意在通过活血使血液在脉中正常运行，从而达到不止血而血自止的目的，而且很多情况下止血易留瘀，瘀血不去，新血不生，气血失于流畅，可加重出血，造成出血不止或迁延难愈，甚至出现"发热恶食"等变证。临证具体治疗中，行血之法不局限于活血，亦包括养血、行气、益气及散寒等，当然亦可配伍化瘀止血类的药物，如三七、血余炭、藕节及蒲黄等。

2. 宜降气不宜降火 缪氏认为"气有余即是火，气降即火降，火降则气不上升，血随气行，无溢出上窍之患矣。降火必用寒凉之剂，反伤胃气，胃气伤则脾不能统血，血愈不能归经矣"。临床诸多出血证，虽有一时之实，然多数为本虚标实证，若滥用苦寒降火之品，必损伤脾胃之气，导致脾

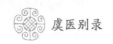

失统血而血愈难归经。缪氏提出使用降气法引导气机下行，气不壅滞则不致生热化火，以此间接降火之法避免直接降火的弊端。同时，在治疗时常应兼顾养阴，配伍甘凉濡润、药性平和之品，以规避降气法所致的气阴耗伤之弊，达到"气顺降则火自除，血得归经而出血自止"之效。缪氏治一妇人小产后血崩，兼见胸中烦热等上盛下虚之证候，谓其因失血过多，阴不敛阳所致，遂处麦冬、白芍、苏子、枇杷叶及青蒿等降气以降火之品，疗效显著。

3. **宜补肝不宜伐肝**　缪氏认为"肝为将军之官，主藏血，吐血者，肝失其职也。养肝则肝气平而血有所归，伐之则肝虚不能藏血，血愈不止矣"。肝病引起的吐血证，多因肝阴不足，肝阳偏亢，气血逆乱，肝不能藏血而致血出，故而治疗宜补不宜伐，临证多用芍药、甘草、酸枣仁及枸杞子等补肝，取其酸甘化阴，以柔克刚，恢复肝藏血之功能，此治肝思想对后世医家有深远的影响。曾遇一因血小板减少而出血的患者，前医用止血之药许久然不见疗效，吾遂改用酸甘养阴、滋养肝血之品起效。

三、真中类中，用药有异须辨别

中风，又名卒中，发病急骤，症见多端，变化迅速，以突然昏仆、不省人事，或口眼歪斜、痰壅流涎为主要临床表现。古今探究中风之说层出不穷，唐宋以前多认为"内虚邪中"，金元后则"内风"之论盛行，缪希雍宗金元诸家，据南北地域不同，因时、因地制宜。西北一带风气刚猛，外来邪气致病多为"真中"；而江南苏吴一带，因"其地绝无刚猛之风，而多湿热之气，质多柔脆，往往多热多痰"，此类患者由于真阴亏损，内热弥甚，煎熬津液，凝结为痰，导致痰热壅塞气道，发生猝然僵仆之类中风证。缪氏在此基础上提出"内虚暗风"说，其言"内虚暗风，确系阴阳两虚，而阴虚者为多，与外来风邪迥别"，明确提出内虚多为阴虚，暗风即为内风。真中与类中由于病机不同，故治疗迥异：治真中风之道，首先应以祛散外风之邪为急，其次勿忘补养气血；而类中风当以清热、顺气、开痰治标，同时兼顾治本，其中阴虚则滋阴益血，阳虚则补气温阳，气血两虚则气血兼补，久而持之，切忌与真中风相混淆，误用风燥刚剂而造成严重后果。

缪希雍临证所治中风以类中风者居多，首选清热类及益阴养血类药物，或佐以化痰、行气、息风，有时甚有补气之品，这些药物大多甘润清灵，鲜见辛热刚燥之性。此外，缪氏还注重治中风药物的炮炙与剂型：炮炙为缪氏药学的重要思想，可更好发挥药物的治疗作用，如其强调何首乌需"九蒸九晒，人乳拌至一倍、两倍"，苍术需"米泔浸，洗净，刮去皮，拌黑豆蒸，又拌蜜酒蒸，又拌人乳蒸，凡三次，蒸时须烘晒极干，气方透"；剂型方面，缪氏常汤丸并行，取二者长处以提高疗效，如中风急性发作期，常用汤剂以荡涤邪气，待病情稳定，则以丸剂或膏剂久服收功。

四、活学仲景，伤寒当须时地议

缪希雍深谙《伤寒论》，认为师仲景贵在变通，结合江南地区多湿多热、气候与中原北地迥异的特点，认为"况南北地殊，厚薄不侔，故其意可师也，其法不可改也。循至今时，千有余年，风气浇矣，人物脆矣。况在荆、扬、交、广、梁、益之地，与北土全别，故其药则有时而可改。非违仲景也，实师其意，变而通之，以从时也"，提出"伤寒时地议"之说，即古今南北有别，当因时、因地变通用药，不宜固执仲景原方。

对于表证之通路，前人论外邪伤人之理，多谓从皮毛而入，如《灵枢·百病始生》所言"虚邪之中人也，始于皮肤，皮肤缓则腠理开，开则邪从皮毛入"，而缪氏经长期临床观察，提出"凡邪气之入必从口鼻"，突破了千年来邪从皮毛而入的桎梏。

对于温热病，缪氏谓口鼻为肺胃之门户，"手阳明经属大肠，与肺为表里，同开窍于鼻；足阳明经属胃，与脾为表里，同开窍于口"，故认为温热外感多见阳明证。针对阳明经多气多血及阳明病易于热化的特点，缪氏强调应速驱逐热邪，盖因热邪易犯营血、易竭阴液。基于上述观点，缪氏治疗疾病，独重阳明，主张以清润为要，兼以养阴生津，其用药常首选石膏，谓其"辛能解肌，甘能缓热，大寒而兼辛甘则能除大热"。

此外缪氏善于据理法变通仲景之方而创立新方，如对于太阳病，其多不取麻桂之剂，独创羌活汤以更适合江南多湿热的地域特点，并加葛根之类疏散风热。若"病人自觉烦躁，喜就清凉，不喜就热，兼口渴"，此邪欲传阳明，其人可见头疼，遍身骨疼不解，或兼口渴、鼻干、目疼、不得卧等症，缪氏于羌活汤中入石膏、知母、麦冬类，大剂与之，得汗立解。

五、治痢止泻，守正创新七法施

痢疾，是以腹痛、里急后重、下利赤白脓血为主症的疾病，《先醒斋医学广笔记》中所载痢疾诸方，是由缪氏集各家之长，随证斟酌变化而成，条

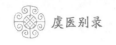
分缕析，投之多效，归纳为治痢七法。

（一）清热燥湿法

夏秋之季，内外湿热交蒸，秽浊邪气易生，若饮食失节，起居无常，劳倦过度，则湿热内蕴，气血壅滞，肠脂膜受损，而发湿热痢。缪氏谓其以"湿热为本"，治以清热燥湿法，方用滞下如金丸。方中主药黄连，缪氏称为"滞下神草"，以姜汁浸润，继以炒制研末，后用姜汁和水制丸。黄连苦寒因得姜汁之温而缓和，可固护胃气，驱邪不伤正，同时亦有辛开苦降之意，临证验之，不论男女长幼，用此方治者十之七八，疗效尤著。

（二）通因通用法

严用和云："大凡痢疾，不先去其积，虽获暂安，后必为害。"缪氏承延前人思想，化裁古方，创制大黄丸，方用川大黄、白芍、炙甘草、槟榔、木香及枳壳等药行气导滞，为通因通用之法。此方临床可用于治疗痢疾初起，体质壮实者，症见脘腹痞满胀痛、赤白痢疾、里急后重、舌苔黄腻、脉沉实有力等，因方中大黄尤重，性质峻猛，虽为丸剂，脾胃虚弱者当慎用。

（三）补虚化湿法

《杂病源流犀烛·痢疾源流》言："治疗痢疾一日忌温补。"虽曰"忌补"，然缪氏立足临床实事求是，针对虚寒痢主张"虚则补之"，开补法治疗痢疾之先河。此类患者素体亏虚，或年老体虚，或久痢致虚，其症多见下利频频、腹痛隐隐、腹部胀满、乏力纳呆，甚至呕恶不止、食入即吐等。缪氏认为正虚无力祛邪而邪气留恋，若正气充足则邪去痢自止，故常用补益元气、化湿运脾之品，尤喜用人参，认为"人参得土中清阳之气，禀春升少阳之令而生"，能片刻之间祛除虚邪，功力属群草魁首。

（四）凉血解毒法

若疫毒留滞肠中，燔灼气血，迫血妄行，可兼发斑疹，当凉血解毒法治之。该病证起病急骤、头痛壮热、腹痛剧烈、痢下鲜紫脓血、赤多白少，或并发皮肤红色斑疹、肛门灼热、后重感特著，甚则神昏惊厥。缪氏仿仲景白头翁汤之法，制新方疗疫毒下利，方用鲜忍冬藤数两、地榆五钱、川黄连四钱、黄柏二钱、黄芩二钱、炒白芍三钱、炙甘草二钱及醋升麻六分，其方配伍得当，直中病要，共奏凉血止血、清热解毒及燥湿止痢之功。

（五）化瘀止痢法

湿热日久，气机阻滞，渐入血络，瘀血内阻，血不循经，可导致络伤血出，因气血瘀阻所致的痢疾，临证常见便血、血色紫黯、便溏日久、腹痛有定处、按之痛甚、泻而不爽，或可扪及积块、舌黯紫斑及脉弦细或涩等症状。缪氏生平好游，寻师访友，欲收载方药，与他人共探医理，于是便有"传自包瑞溪学宪"的"治血痢痛甚汤液"，该方由炒白芍五钱，乳香、没药各七分五厘，甘草五分，醋升麻七分，枳壳五钱，川黄连五钱，滑石末三钱及山楂三钱组成，缪氏称此方治血痢试之神效。

（六）清热利尿法

针对湿热痢疾，有时亦可"利小便以实大便"，缪氏治一少年因暑热久痢，处以"滑石一两为细末，以牡丹皮汁煮之，别以白芍药五钱（酒炒）、炙甘草二钱、炒黑干姜五分，水煎，调滑石末服之"。此方以甘寒之滑石为帅，诸药合攻，清利湿热解暑之际兼顾敛阴和营之功，此患者服药后"须臾小便如注，痛立止"。

（七）疏利肺气法

中医认为"肺与大肠相表里"，临床上患者若大肠有湿热留滞，则常可病及肺家，治疗此类肠道疾病时，缪氏从肺着手，疏利肺气，复肺之肃降，以助大肠传导，临证可选用桔梗、紫苏及白芷等。缪氏利用脏腑表里关系，首创以疏利肺气之法治痢，开辟了临床诊治痢疾的新思路。同时缪氏强调若此类患者误用罂粟壳、诃黎勒等收涩之品，则湿热无出路，上干于肺，肺失肃降，"胀闷、气逆、不得眠、不思食诸证至矣"。

六、疏注药物，本草之书启后世

中医自古医药不分家，除熟知医理外，缪希雍对药学亦体会颇深，所著《神农本草经疏》系统阐述了诸多药物的药性理论，并开创本草文献新体例，对后世学术界具有重要启示意义。

缪氏认为"物有味，必有气，有气斯有性，自然之道也"，谓药物气、味、性之间存在区别和联系，药有四气五味，因气味而成性，厚薄多少，单用相兼，致药性差异，如苦寒之药，缪氏认为"黄芩则燥，天冬则润，芦荟能消，黄柏能补，黄连止泻，大黄下通，柴胡苦寒而升，龙胆苦寒而降"。

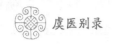

此外，缪氏依据五脏不同生理特性与病理特点，提出"五脏苦欲补泻，乃用药第一要义"，以药物五味纠脏气之偏，顺其性则补，反其性而泻，此论对临证用药有重要指导意义。

《神农本草经疏》的创新之处在于专列"疏（注疏）""主治参互""简误"三项。缪氏疏解药物，先引《神农本草经》等书对该药性味功效的论述，后结合自身经验以发挥经旨，且所注药物多为临床常用，增益了本书的实用性。病情复杂，唯有用药精当，方收桴鼓之效，故缪氏列出药物主治交互参证，以明晰药物功用所在，力求药尽其才。此外，对于历代不经之说，或临证用法宜忌，或临床运用可能产生歧义及注意之处，缪氏专立"简误"一项，要求医者用药不仅要熟知性味主治，亦要对其弊端、忌用了然于心，如此临证方可游刃有余。

七、用药得法，因病择时疗效彰

缪氏重视对服药时机的选择，如《先醒斋医学广笔记·服药次序》中云："病在胸膈以上者，先食后服药。病在心腹以下者，先服药而后食。病在四肢血脉及下部者，宜空腹而在旦。在头目骨髓者，宜饱满而在夜。虽食前、食后，亦停少顷，然后服药，食不宜与药并行。"因此，服药时机是否恰当，关系到药物疗效的发挥。

"饥时服"与"空心服"一般指饭前服用或晨起服用，二者是缪希雍最常用的服药时间，可令药力充分发挥，多见于中风、疟证、妇人崩漏、小儿疳证、虚损证、泄泻、痢、脾胃、饮、吐血、脑漏及肠痈便毒等疾。而诸多安神定志药或滋养阴液药等常选择在睡前服，即"临卧服"，通过一夜的药力发挥，药效加倍，缪氏临证所遇"气虚痰多""疟""泄泻""虚弱"及"幼科"等相关疾病时有此运用。再者《先醒斋医学广笔记》中有两处午后服药的病例：一则是治疗浊气混于上焦，胸中嘈杂烦闷、不可名状之证，以清肺下气之品治之，因其药有沉降之性，按法当于午后服用；另一则是运用防疟方，缪氏认为"疟者，暑气为病也"，故治疟多从暑治，因暑热之邪湿温交蒸，于午后最甚，故此时服药可有效预防暑邪侵伤，当然并非绝对，缪氏有时治疗中暑、久疟，方药后注"隔夜先煎，露一宿"的服法。此外，《先醒斋医学广笔记》中治疗伤风后耳聋、疟、"发热口渴"、"痢毒下利"、"胃脘痛"、"消渴症"及"疔疽肿毒"等病证，强调不拘时服，即服药时间不固定，随时服药皆可。

八、炮炙精当，匠心慧手妙药效

缪希雍在药物炮炙方面成就颇丰，《先醒斋医学广笔记》中约四分之一篇幅论述了药物的炮炙方法和应用，该著作后附有《炮炙大法》，是我国继《雷公炮炙论》后第二部炮炙专著。缪氏删繁举要，补阙拾遗，深刻揭示了炮炙对中药药性及临床疗效的重要作用，对我国中药炮炙学的发展做出了重要贡献。

（一）炮炙药物要把握时机

《炮炙大法》中提及"浆水……浸五六日，味酢……若浸至败者，害人"，指出在制浆时应掌握恰当的时机，不宜时间过长，使药物恰好发挥药性而不产生毒性或不良反应。又提出一些药物"制后半年方可入药，否则杀人"，说明炮制亦须注意药物后续效应，待到恰当的时机方可用药。

（二）炮炙药物要取舍得当

炮炙药物应贯彻"三去"原则：一去非药用部分，如清热凉血之牡丹皮，只宜取牡丹的根皮而去掉无效用的牡丹心；二去制约药效部分或可致不良反应部分，如《先醒斋医学广笔记》中记述用麻黄应"去节并沫"，因为麻黄节可止汗，不利于发散，先煮去上沫，是为了防止麻黄中的某些挥发物质让人心悸呕吐；三去其毒性部分，如解表散寒之细辛，应去其叶，以根入药，《炮炙大法》中言"拣去双叶，服之害人"，再如巴豆，缪氏强调"凡使巴之与豆及刚子，须在仔细认，勿误用杀人……巴与豆即用，刚子勿使"，按前述挑选出来的巴豆，还应"敲碎去油净"，以去其毒性。

（三）炮炙药物要善用辅料

缪氏在《炮炙大法》中常用的辅料有水、蜜、酒、醋、姜汁、米泔、土、麸、明矾、童便及人乳等，有不同功用，举例说明之：可减轻药物异味，如醋浸石灰，"凡使用醋浸一宿……令秽气出"，醋浸后石灰更加纯粹，药效更优；又可更好促进药物运用，如水飞炉甘石，"炉甘石以炭火煅红，童便淬七次，水洗净"，此药经煅淬水飞后，消除了粗颗粒对皮肤造成的刺激，质地细腻纯净，更适用于眼科及外敷使用；亦可减轻药物毒性及不良反应，如斑蝥的炮炙，"斑蝥入药除翼足，以糯米拌，炒米黄黑色，去米取用"，斑蝥辛热，有大毒，经此法炮炙后毒性降低，功用以通经破癥散结为主。

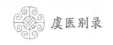

（四）炮炙储存器皿须合适

炮炙过程中运用合适的器皿可以辅助药物发挥药性，如密陀僧捣碎后放入磁坩埚中焙煎，可进一步激发其药性，内服定痫化痰，外用杀虫敛疮。同样储存药物时，选用合适器皿可保持汤药质量，使其经久不败，甚而历久弥新，如"缫丝汤以磁瓶收，密封，埋净土地中，任经数年，久而愈妙"。

（五）炮炙药物要多法并用

炮炙方法多样，《炮炙大法》中记载的就有切、水飞、炒、煅及拌等，亦可通过各种制法组合，使药物应用广泛且精确，切合用药目的。如在炮炙黄连的过程中，缪氏多次运用炒拌等法，使其苦寒之性减弱，止呕作用增强；同时根据患者证型的不同，对黄连的炮炙方法进行增减，如止痢则加以湿槐花拌炒，泻肝胆实火则以猪胆汁浸炒，退虚火则以醋浸炒；此外针对三焦、气血之火亦提出"治上焦之火则以酒炒，治中焦之火则以姜汁炒，治下焦之火则以盐水或朴硝炒，治气分湿热之火则以茱萸汤浸炒，治血分块中伏火则以干漆水炒"。

结语

缪希雍行医数十载，深谙药道，医术高明，且为人豪爽，一生游历，颇具大侠之风，为虞山医派代表人物之一，其学术思想独树一帜，临证施治灵活变通，所著《先醒斋医学广笔记》及《神农本草经疏》等著作是中医史上珍贵的学术思想成果，对祖国医药学的发展具有重要贡献。

第三节　喻嘉言

喻嘉言，又名喻昌，明末清初著名医家，是错简重订派的代表人物，与张路玉、吴谦齐名，号称清初三大家。喻氏先儒后禅，后又为医，医德高尚，学富心灵，精悟医理，深研《黄帝内经》《伤寒论》等典籍，兼融诸家之说，撰有《寓意草》《尚论篇》《医门法律》等名作，其不仅对伤寒、温病研究独有体会，且对中医理论阐述颇多，论理精辟。此外其所倡导的"议病式"诊治规范亦具有一定学术价值，对祖国医学的传承发展有重要贡献。

一、敢破敢立，三纲鼎立引争鸣

王叔和、林亿等校订《伤寒杂病论》，撰次仲景遗论，发扬仲师之意，自古被中医学者奉为圭臬。而喻氏所著《尚论篇》在研究伤寒学术思想方面，不拘泥于前人之说，于众人忽略之处，独辟蹊径，自成一家，其批判王叔和等人之功，力推方有执之论，沿承"错简"之说。喻氏将《伤寒论》按三纲鼎立、以法统纲的原则重新编次，首创类证汇聚原则，主张六经是分辨伤寒病的大纲，六经又以太阳为纲，风伤卫、寒伤营、风寒两伤营卫又是辨证的大纲，分别以桂枝汤、麻黄汤、大青龙汤作为鼎足三纲的三大代表方。此外仍以六经分篇，每一经前叙述证治大意，次则以法为目，法下分列条文，别加注解。另分合病、并病、坏病、痰病四类随于三阳经末，以过经不解、差后劳复、阴阳易病三类附于三阴经末，条理清晰，求理法方药于一统。虽喻氏的错简重订思想备受争议，部分观点有失偏颇，然其对《伤寒论》重新编次的思路，从伤寒学史来看，实属创举，革新了固有观念，首开《伤寒论》学术争鸣之端，引发尊经派与错简派之争，打开研究发展的新局面，对后世医家经典研究思维的拓展起到积极作用。

二、分类温病，救阴存津有良效

喻氏精研伤寒的同时，效法仲景，仿照三纲鼎立，将有关温病内容提炼归类，大大丰富了伏气温病学说。喻氏按病情轻浅将温病也分为三大类，此三类分别为《内经》所提到的冬伤于寒，春必病温；冬不藏精，春必病温；冬伤于寒，又冬不藏精，至春月同时发病。同时喻氏亦将《伤寒论》中有关温病条文的不同类型，分别编入三大例中，详加发挥，阐述幽微，又言温病与伤寒在治则、治法的异同，层层剖析，缕缕抽绎，不厌其烦探求温病发病规律，并创造性地提出以伤寒大辛大温之剂麻黄细辛附子汤施治于温病，深入肾中，引伏邪外出。此外，喻氏尤重护阴治法，以津液之盈虚论轻重，津液之存亡断生死，可谓开辟温病救阴存津之先河，对后世温病学家产生了深远的影响。

三、别出机杼，中医理论添新法

喻氏熟稔经典，精研伤寒，潜心医道，荟萃诸家之长而成一家，所著医

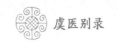

学三书集中反映了喻氏的学术思想。喻氏用药多有高见，医理实践相参印证，为中医基础理论的丰富和发展留下了浓墨重彩的一笔。

（一）言大气之帅，统周身气机

"大气"之名，首见于《黄帝内经》，仲景《金匮要略》有言"大气一转，其气乃散"，历代医家亦有过不少论述，唯喻氏的学术影响颇深。喻氏对气的认识，以"惟气以成形"为基本观点，并贯穿其整个学术思想，发隐就明，自成体系。喻氏认为大气是存在于胸中的阳气，起斡旋人体周身气机运动之功，并与同为胸中之气的膻中之气和宗气相区别。诸气皆归于胸中大气之下，营卫为先务，而阴阳气不可偏乖。另外喻氏有关营卫的认识与其推崇的三纲鼎立学说关系密切，亦为叶天士创立卫气营血辨证奠定了基础。

由此喻氏提出气病的证治原则，针对大气病胸阳不足，指出辛温通阳散寒为治疗大法，并强调须时时顾护患者胸阳，而慎用枳壳等损伤胸阳之药，其效仿仲景治疗胸痹心痛的证治思路，常用瓜蒌、薤白、白酒、桂枝等辛温之品以驱散寒、水、痰、瘀，此对张锡纯阐明"大气下陷"的病证颇有启发意义。此外，喻氏还指出杂病亦应重视调气理血，如其论胀病"不外水裹气结血凝"，平调气血水，又如对于中寒证治，强调复阳护阴益气，燮理阴阳。

（二）寻辛凉甘润，救肺于秋燥

囿于《黄帝内经》"秋伤于湿"的观点，古医大多未曾将秋和燥联系起来，对燥邪致病的认识亦不全面，喻氏变革"秋伤于湿"，提出"秋伤于燥"之"秋燥论"，并言秋病是大热之后生凉，热解渐生大凉而成燥，以此申明其属性，后世又在此基础上将秋燥分为温燥及凉燥，进一步丰富了中医秋燥理论。同时喻氏对刘完素"诸涩枯涸，干劲皴揭，皆属于燥"的燥证病机进行阐明补充，论述内外燥之别。在治法上，喻氏认为治宜苦温，兼补肾水之虚，泻心火之实，除肠燥之甚，济胃津之衰，在"燥门"列方数首，分治三焦燥病，并专立"治燥五律"，后世当以此为戒。喻氏曾以清燥救肺汤加减治一因秋病失治而危在旦夕的病人，数剂寒热咳嗽俱除，此思路为叶天士、吴鞠通等后世医家论治燥病提供了参考。

（三）创逆流挽舟，以解表达邪

喻氏治痢思路源于《伤寒论》中葛根汤等方的治法，其在《医门法律·痢疾门》中首次提出"逆流挽舟法",以人参败毒散治疗痢疾兼有表证。喻氏指出痢疾是由暑湿热三气杂合,侵犯人体,外邪失于表散,内陷迫于肠腑所致,人参败毒散能于逆流中挽船上行,扶正败毒,鼓舞阳气,迫邪外出,汗出表解而里证亦除,痢疾随之得解,故称"逆流挽舟"。吾遇夏季因吹空调导致下利患者,因寒邪入里而里气不调,常治以发汗解表之剂,同时配合阳光下逼汗,多有良效,此亦逆流挽舟思路之体现。

(四)作添油覆灰,秉相反相成

"添油覆灰"首见于《寓意草》,乃喻氏门生总结而成,集补虚、收敛、潜镇三法,可补充阴阳诸不足,收摄阴阳之离散。喻氏认为阴阳相离,分上脱、下脱两端,治当兼顾阴阳,并创造性提出"引用之法":即上脱宜用七分阳药,三分阴药而夜服,从阴引阳;下脱宜用七分阴药,三分阳药而昼服,从阳引阴。"添油覆灰"法使得阴阳相抱而不脱,符合中医相反相成的哲学思维,临床适用于阴阳虚损、虚风内动及真阳上脱等病证。

在组方用药方面,喻氏以补虚药补肾纳气,滋阴温阳,养阴药当以滋养肝肾真阴为任,择生地黄、玄参及龟甲等药,而关于温阳药,喻氏则告诫毋服温阳重剂,当以柔剂温养元阳,取少量续断、肉桂及附子等少火生气;以固摄药涩精固肠,苦寒收敛,封锁真阳,不使外越,后世医家多以此为金科玉律,推崇三才封髓丸及金锁正元丹等固摄名方;以重镇药震慑元神,平肝潜阳,喻氏取象比类,提出"畜鱼置介",以治疗肾水亏虚、真阳上浮,常选用石决明、牡蛎、玳瑁及珍珠母等介类药,使浮越的阳气下潜,从而达到阴平阳秘的目的,如其治金道宾真阳上脱之证,力主"潜藏真阳",以收摄肾气、填阴温阳为要法,效如桴鼓,后世医家师此心法,多有发挥,对中风、颤证及眩晕等诸疾亦疗效颇佳。

(五)厥颠从脑论,潜降法治之

历代医家对厥颠疾的论治多责之于肝阳、肝火、肝风或心火罹患,病因局限于情志失调,而大多忽视病变的具体病位。喻氏指出情志病变,大脑必受其害,特别是气血逆乱,上扰颠顶。喻氏强调头为诸阳之会,神聚之所,性属清灵静谧,一遇肝阳暴张,风火相煽,则邪亢扰神,神不得宁,元神受损。治疗当从脑立论,运用重镇之剂潜阳息风,活血之药行血逐瘀,苦寒之品直折泻火,收涩之味收敛浮神,并酌伍滋阴安神之品,组成潜降厥颠之法,消除逆乱于上的邪浊,调理气、血、精、髓紊乱,平衡阴阳。《寓意草》

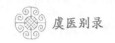

载吴添官生母，时多暴怒，动辄晕去，久久卧床，前医百般医治不效，后病转凶危，大热引饮，脑间有如刀劈，喻氏认为此郁怒之火上攻于脑，治以代赭石、龙胆草、芦荟及黄连之属降其上逆之气，蜀漆、丹皮及赤芍之属行其上菀之血，以牡蛎、龙骨及五味子之属敛其浮游之神，并在每剂药中加入苦寒之猪胆汁二枚，连进十余剂而起效。

四、中土为先，内伤疑难从脾论

喻嘉言遵经明义论脾胃，传承李东垣的《脾胃论》，将脾胃思想贯穿于临证辨治中。喻氏认为脾阳犹如"天中有日"，强调脾中阳气之重要性，同时将人体详分三脘，认为中脘胃气健旺，脾阳健运，升降相宜，有助丹田真气呼吸，然胃气失调，上干清道则生窒塞，或脾虚郁火，则可壮火食气等，这些皆可伤人正气而发生胀痛，故喻氏临证注重益胃保津、温中健脾、益气补虚，配伍用药亦多兼顾脾胃，如其治疟证喜用清热生津、和解少阳类药物，以达截疟和解之效，然此类药物辛温苦寒，易耗气伤阴，克伐脾胃，故常在治疟方中加入补土生津之品。

此外，喻氏善于从脾胃论治他疾，如针对痰饮，提出"痰饮之患，未有不从胃起者矣"。关于痰热之因，其认为因饮食太过或太阴湿热与阳明壮火互结所致，从而提出夜食之弊；针对阳虚痰饮，喻氏强调其与脾阳的关系，治疗则健脾温阳化气以消痰；面对窠囊之痰，乃痰久居胃膈，当健脾肃肺，开导其囊，缓治其痰。喻氏从脾胃入手治疗疑难杂病的学术思想不仅丰富了脾胃学说，亦为后世医家学术创新提供了宝贵思路，可师可法。

五、重视食疗，药食相参治杂病

食疗糅合了我国饮食文化与中医药的基本理论，是传统中医防病治病的特色疗法，具有较好的临床应用价值。江南为鱼米之乡，饮食、医药文化丰富，民间基础深厚，历代医家多注重食疗养生，喻嘉言承袭了先贤"药食同源，调治疾病"的食疗观念，主张药食相参治杂病。

（一）食疗痢疾，建中止痢

痢疾多发于夏秋两季，因外感暑湿热邪，内陷肠胃，气血壅滞，脂膜血络受损而成痢。在治疗上，喻氏除运用药物"逆流挽舟"外，亦擅运用健脾的食疗之法，如其针对痢疾大泻后气阴两亏的情况，多用葤莲饮加生姜茶调服，补脾止泻、气阴双补，而对于痢疾日久转为慢性休息痢，则多用陈仓米、粳米调治，补中益气以止痢。

（二）食疗痘疹，预防调理

古时医疗条件落后，小儿患痘疹风险大，预防调理甚为重要，喻氏将赤豆、黄豆、黑豆及甘草同煮成膏，嘱小儿每日食三豆散预防疾病，深得儿童喜爱。对于痘疹初起，痘未成浆，伴呼吸不畅，食疗可用虾鹅四圣散清除热毒；而在痘疹伴泄泻后期，邪退正虚时，可用饭匙糕及茯苓糕，恢复正气，补脾止泻。

（三）食疗顽痹，补虚通络

喻氏认为顽痹多为素体虚弱，营卫不和，又值风、寒、湿、热之邪乘虚袭人，留滞肢体关节，痹阻气血，治宜开通阳气，补养阴血，而慎用攻法。如针对四肢末端冰冷麻木的手足痹证，喻氏用乌头、白晚米及薏苡仁熬成乌头粥，温阳散寒，缓补中焦；治疗少腹急痛、小便赤涩的胞痹，其选用药食相合的肾沥汤，此方由羊肾合麦冬、竹沥等多味药物组成，以形补形，补益胞中，化气利水。

（四）食疗咳嗽，润肺止咳

喻氏认为咳嗽与外感风寒及内伤饮食皆有关系，即内外合邪是咳嗽发生的重要病机。针对阴虚咳嗽，喻氏不仅在"秋燥论"中有所涉及，而且在治法上又首创甘寒法，方用清燥救肺汤。除药物治疗外，喻氏对于食疗方面亦甚有见地，如对于燥咳，可用杏仁萝卜子丸润肠以降肺气，祛痰得肺安宁，亦可用天门冬丸、蜜酥煎及风髓汤等，培土生金，清金润燥。

（五）食疗消渴，药食合用

喻氏对消渴病机的认识不拘泥阴虚燥热、饮食不节之说，认为消渴亦可由气虚致病，并提出"始于胃而极于肺肾"的三消传变顺序，其认为中消脾虚胃热易传变肺肾，演变至三消，故治疗方面常未雨绸缪，数消合治，不拘泥一味养阴清热，须时时顾护正气，为后世治疗消渴病提供了新思路。具体而言，治上消能食而渴者，用白虎加人参汤，不能食而渴者，选钱氏白术散；治中消可用竹叶黄芪汤、地黄饮子、黄连膏及猪肾荠苨汤等；而治下消

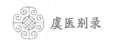

者，金匮肾气丸、肾沥散、洁古化水丹及白茯苓丸均有良效，不仅能缓解患者尿频烦渴的症状，亦可预防消渴后遗症的出现。这些方中包含了不少食疗之品，如黄连膏、猪肚丸、烂金丸、猪肾荠苨汤及肾沥散，皆体现了喻氏的食疗思想。

六、妙用甘寒，养阴护胃治杂症

"胃为阳明燥土"一说源自《黄帝内经》，其论述了阳明多气多血及阳明病易化热化火的生理病理特点，喻氏承前人思想，提出"甘寒护胃"保全中州元气的思想，并进一步提出了"中土运 - 营卫和 - 邪不犯"的学术观点，据此将甘寒药物的临证运用拓展到风证、痰证、大病后虚热及热病大虚等诸多病证。后世柯韵伯、叶天士等医家在此基础上有所发挥，对于胃热阴伤之证倡导开源节流，投以甘寒之药滋养胃阴以复胃土通降之性，避免过度发汗以减少津液损伤。

（一）甘寒充络息风

喻氏认为，虚风之为病，一则素体不足，所遇外风，外邪留滞人体，同气相求引发内风，治应以大剂甘寒药物"热溉频服"，以甘寒化阴充络，频服可使得风势平息，如喻氏曾治一王姓老翁，因饱食当风后患虚风之证，给予竹沥、麦冬及生地黄等甘寒药物，次日而愈；二则素体精微衰少，脉道不充，虚若空谷，虽无外风相召，内风亦易自生，治当固本培元与甘寒法并举，甘寒填络以除内风。

（二）甘寒助气开通

喻氏提倡"甘寒助气开通"，先养阴护气，方能祛除邪气，而甘寒药物正有增液化气、扶正助气、补虚豁痰及化气通络之功，如其曾治一素有痰热然右足冰冷的患者，他医误用桂枝、附子等辛热重剂后，遂痿废不用，喻氏给予甘寒化气通络之法，不久便愈，喻氏认为痰证急用附子、干姜等大量辛热药物，虽有温阳化痰之功，然若不辨寒热，亦可能损伤阴血、阴津，旧疾已去，新疾复来。

（三）甘寒滋阴清热

胃为多气多血之腑，伤寒转归阳明，阳热之邪多损伤胃阴，宜苦寒清其胃热，亦当以补充胃津，滋养胃阴，若患者阳明病后发为虚热证，则治宜甘寒滋阴退虚热，喻氏用此法治一袁姓小儿，因外感后伤食，意识不清，虚热便秘，先以玄明粉疏通下焦燥结，后用甘寒生津药物频灌，一日热退便醒。

七、规范医案，倡导议病式思想

鉴于清初医学界不明医理，恣意用药，医案混乱的现象，喻氏针砭时弊，在《寓意草》中对中医医案书写进行标准化尝试，即"议病式"，将中医辨证诊疗的各个方面进行归纳总结，从患者的一般情况到具体表现，从辨证到治疗再到处方用药，逐个分析，思虑周全，建立了中医早期标准化的议病格式，每一条每一款都有中医基础理论的指导，且与临床实践相结合，对医案书写的内容及要求提出详细规定，确立行医规范，可视为医门矜式。虽按现代医学标准来看这些内容略显粗糙，然其为早期中医病案标准化书写的尝试，在日益注重中医规范化、标准化的今天，喻氏"议病式"的观点至今仍有一定借鉴意义。

八、细究深凿，挽误诊误治之危

诸多疾病之征象复杂，因时、因地、因人而千差万别，不精医者难以辨别明晰病因病机、主次缓急、治疗用药及预后转归等，且常有患者隐瞒病史病程或医者询问失于谨慎致误诊误治，延误病情，甚至变生坏病。《寓意草》中记载较多误诊误治的病案，得喻氏力挽狂澜，折射出其临证思想之精细严谨。

（一）辨证仔细，力抓主证

在挽救误诊误治的病例时，喻氏常感慨医者不辨证而用方等于无治。如"袁聚东痞块危证治验"，患者生痞块，坚硬如石，痛不可忍，日渐消瘦，其脉两尺洪盛，余微细，他医以为实证，以破血等峻猛药攻之，导致疼痛加重，结为石块，此案看似实证，然其本质为虚，喻氏根据患者枯瘁肉脱、面鼚发卷及尺脉外余脉微细等症状，透过现象看本质，辨为因虚致结，先给予理中汤少加附子五分，一剂后块已减十分之三，再用大剂桂附药，病渐痊愈。喻氏善抓主证，辨证准确，救人于水火之中，世人谓其智勇兼备、辨证明彻。

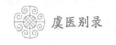

（二）体质为要，仍须辨证

将患者的先天禀赋纳入诊疗范围，因人施治，为喻氏重要学术思想之一，《寓意草》中多有"平素嗜酒""平素体虚气怯"等对患者体质的描述。同时患者体质固然重要，亦要兼顾具体病证，须双重考虑，如"详述陆平叔伤寒危证治验并释门人之疑"，患者平素体虚气怯，面色萎黄，药宜温补，不宜寒凉，适逢冬季，外寒刚暴，他医以为"疟后虚邪"，投以参术补剂，转致奄奄一息，筋脉牵掣不停，喻氏诊后，知患者虽身体素虚，然亦有实邪，故先服防风通圣散减白术祛邪兼顾养血，当晚连服二剂，药后有所缓解，筋脉不为牵掣，后又辨证调治而愈，通过此案可见喻氏临证虽重视患者体质，然仍需根据具体病情而辨证施治。

（三）细参病史，解救危证

喻氏临证善于从患者病史探求疾病本质，以挽救误治之危，如"辨袁仲卿小男死症再生奇验并详诲门人"，患儿发热喘息，他医以为"惊风"，用镇惊清热药攻下，病情恶化，出现昏迷气绝危象，喻氏接诊后详细追问，上下求索，方知小儿失足溺水，感受寒湿，当属外感病，先前所服寒凉药物，反引邪深入，中伤胃气，遂急用理中汤灌服，待恢复神志后从伤寒门用药，复其生机，最终热退神清；又如"辨黄长人伤寒疑难危证治验并详诲门人"，他医误诊阴厥为病，欲用姜桂之药，然喻氏根据患者因热甚（先有鼻干、口渴、便秘等阳热表现）而转为厥的病史，诊以阳厥为病，当服调胃承气汤，一阴一阳，一补一攻，治则相反，关乎性命，凭其广博医术而坚持己见，果然药后厥退，再与大柴胡汤疾病速愈。

九、融德于医，誉满杏林明医德

医德是医学活动中的职业道德，在明清朝代更迭的混乱时期，"医术浅薄、以医敛财"的医风盛行，为扫不正风气，清不明之术，喻氏博览医书，蓄发还俗，在儒家仁爱思想和佛教为善思想的影响下，撰成《医门法律》，为医立律，规范诊疗，强调自省自律，减少失治误治及医疗纠纷，该书是中国第一部研究医德规范的著作，在中国医学伦理史上具有划时代的意义。

喻氏自幼熟读儒家经典，儒家思想对其医德观有着重要影响，自行医以来时刻尊重患者生命，视人尤己，深怀仁慈，详问所苦，作风正派。人本思想是医德的前提，"医者笃于情"是医德的重要体现，喻氏常强调医之使命，应以人为本，以此鞭策自己深入研习医术，博学精医。

喻氏经历坎坷，从儒进佛，出佛入医，参禅援道，终医名举世，佛教思想对其医德观念的形成有重要影响。佛门思想与中医有相通之处，喻氏便引佛入医，用佛理解释医理，自成佛医思想：如其将佛教四大和合理论与中医阴阳五行学说联系，提出"阴病论"，反对朱丹溪贵阴贱阳之说；受佛教"心病学"影响，创立"安心学"，注重精神调养；除此之外，喻氏对不正医风寄希望于佛门戒律，以"善恶有报、轮回因果"约束自我，慈悲行事，要求医者需时刻审视自己，遵守医道，律己方律人，所著《医门法律》正是佛教清律在医学方面的衍生，其借佛教戒律，强调医德行善的必要性，唤醒医者和百姓的道德自觉，提供行医规范和道德准绳，为后世医者提供了行医规范。

结语

喻氏虽于半百之年方涉医学，然其深研医理，医术高超，悬壶济世，可谓医者之楷模，所到之处，福泽广施，皆以善医闻名。此外喻氏著书育人，将儒学和佛教思想融入医德，对临床实践加以规范，所著颇多，启迪后世，警诫医者，培养了一大批卓有成就的医家，对中医学的传承发展做出了巨大贡献。

第四节 柯韵伯

柯韵伯，又名柯琴，字韵伯，本为浙江慈溪人，后寓居虞山，为虞山医派又一代表医家，其虽不以医自鸣，然其对仲景学说的贡献毋庸置疑。柯氏一生钻研岐黄之术，对《黄帝内经》及《伤寒论》深有研究，其敢于跳出前人思维之局限，勇于驳斥和批判前人对仲景学说认识的不合理之处，并大胆革新，对阴阳、六经等多个方面提出自己的独到见解，为后世学习仲景学说提供了新的思路。柯氏所著《伤寒来苏集》（分为《伤寒论注》《伤寒论翼》《伤寒附翼》）着重对仲景学术思想进行阐述与发挥，虽鲜有医案描述，却对中医临证颇具指导意义。

一、重编伤寒，独出机杼辨明旨

柯韵伯所著《伤寒来苏集》为《伤寒论》重编派的重要代表作，其跳出

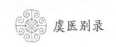

宋本《伤寒论》的固有框架，并在《伤寒论注》中对《伤寒论》原文逐条逐句进行详细校注研索，虽非仲景编次，却不失仲景心法。

（一）校正注释阐实意

柯韵伯详辨原书真伪，把不符合临床实际的条文进行大胆修改，如其秉承仲景之意，以"邪"释"热"，认为"伤寒脉浮滑，此表有热，里有寒，白虎汤主之"应改为"表有热，里有邪"，只有里有热才能以白虎汤治之。柯氏对没有临床实践依据的条文，即便是原文亦不采入，并在条文基础上删冗句、除衍文、改讹字、补阙字，如针对《伤寒论》第45条，直言"先发汗不解，而复下之，脉浮者不愈。浮为在外，须解外则愈"何等直捷，若加"而反下之，故令不愈，今脉浮，故知在外"一句，则过于繁杂。

（二）分篇汇论聚类证

柯韵伯认为王叔和所编《伤寒论》之章次混淆，失去了仲景合论伤寒、杂病的本意，于是在宋本《伤寒论》基础上进行创新性的重新整理编排，先言伤寒总论，又依其"六经地面说"的理论，以方名证，将仲景之说分为"太阳方""阳明方""少阳方""太阴方""少阴方"及"厥阴方"等六篇，并于每篇前列总纲，以阐述本经立法纲要，使读者开篇便明本经的突出脉证及治法特点；亦有以症（柯氏常以"症"言"证"）为主，即某证偏重某经病变，则将相关条文的方证分属其中，如其将桂枝汤证、麻黄汤证等列太阳，又如将栀子汤证、承气汤证等列阳明；若其兼有变证化方，则附于相应方证文末，使前后一致，体例统一，这种分类方法，独开生面，精而不杂，揭示了伤寒方证一体的辨治规律，临证主张以"方证"为纲，认为"有是证便用是方"，对后世方证学说的发展具有重要启迪作用，此实为仲景活法之体现。

二、因症合脉，方证相应不拘病

现代中医对"症"与"证"的概念有明确的鉴别，所谓"症"，即症状，是疾病总体的外在表现，包括症状和体征的范畴，而"证"，即证候，为疾病全过程中某一阶段或某一类型的病理概括。然柯韵伯常将两者互称，其所著《伤寒来苏集》中多处以"症"代"证"，认为两者名虽异而实质同，都是遣方用药的证据，"观其脉症，知犯何逆，随症治之"乃为辨证论治之真谛。此外，在辨证用方中须注重脉症结合，尤以证为辨治重点，"因症而合脉，勿据脉而断症"，医者虽要把脉，然脉合证意方可取，有时甚至舍脉从证，并在此基础上将方与证相对应，随证选方。

柯韵伯认为"仲景制方，不拘病之命名，惟求症之切当，知其机得其情"，主张治病不在病名上寻枝叶，若临床症状符合方药适应证便可用药，对于治病用药应灵活贯通。如只要出现桂枝汤证，即患者表现为"头痛、发热、汗出、恶风"，则无须区分伤寒、中风或是杂病，悉可采用桂枝汤治疗。此外，柯氏认为"仲景之方，因症而设，非因经而设；六经各有主治之方，而他经有互相通用之妙"，其提出《伤寒论》方虽分经不同，然具体运用不可拘泥，若他经病变存在相同的症状，则依症用药即可，不必纠结于是否为本经方药，如其在《伤寒论翼》中指出，真武汤为少阴病水气而设，然太阳病汗后亡阳者亦可用之，又如四逆汤为太阴病下利清谷而设，然太阳病脉反沉者亦宜之。不仅如此，临证选方不必拘于日数，如外感病虽已八九日，但表证仍在，仍可以用麻黄汤发汗，亦不必拘于误治方法，若误汗或误下后，患者出现了"汗出而喘，无大热"的情况，同样可考虑治以麻杏石甘汤。但是，若患者本是此证，医者却用彼方，则非但无效，甚至还会遗患无穷，如"桂枝下咽，阳盛则毙；承气入胃，阴盛以亡"。

三、六经辨证，妙析精微明至理

柯韵伯极力推崇仲景六经辨证，并在《伤寒来苏集》中以精辟之言阐发六经实质，认为诸病之表里阴阳，分为六经，各得所司，辨析脉证之异同、虚实寒热，以六经统领百病，施以汗、吐、下、和、温、清、消、补等法而无误也，进一步丰富了《伤寒论》之理。

（一）六经地面说

柯韵伯倡导"一身之病，俱受六经范围者，犹《周礼》分六官而百职举，司天分六气而万物成卫"，其指出"仲景之六经，是分六区地面，所该者广，虽以脉为经络，而不专在经络上立说"，并且认为《素问·皮部论》中"皮有分部，脉有经纪，筋有结络，骨有度量。其所生病各异，别其部分，左右上下，阴阳所在，病之始终"为仲景创立六经部位之源，今世人不明仲景六经的范围概念，皆认为六经为经络之经，妄自冠以仲景思想的名号，又何能尽愈诸病？柯氏由此提出仲景六经为经界之经，此六经属于六区

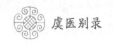

地面非六条经络，经络是线、经界是面，线路沟通各区地面，构成复杂的人体系统。

"六经提纲，各立一局，不为经络所拘"，六经各有所主，其地形各有不同，每个地域都包含相应的脏腑、经络、气血等内容。六经地面犹如六国地区，柯氏认为三阳主外，三阴主内，腰以上部位属于三阳经地界，而三阳经主外而本乎里：太阳地面犹如近边御敌之国，为人体一身之藩篱，统领营卫，主一身之表，内由心胸，外至颠顶、额头、项背，内合膀胱，下至于足；阳明地面，内由心胸至胃肠，外至腹足；少阳地面，内由心至咽、合胆，外至口颊、耳目、胸胁。阳明、少阳地面犹如国家的疆土，又以阳明为心之所居，京城之所在，同时心为三阳夹界之地。腰以下为三阴地面，三阴主里不及外：太阴地面，内由脾、大小肠至大腹；少阴地面，内由肾和膀胱、溺道至小腹；厥阴地面通行三焦，主一身之里，自腹由肝上膈心、从胁下及小腹宗筋，腹部又为三阴交界之处。

柯氏的六经地面说，以仲景六经方证所涉及的范围为依据，明示了六经统领百病，属于六区人体结构，即所谓"经界"，见解独到，深中肯綮，清晰易懂。尤在泾评价道："柯氏援引地理兵法，喻病邪之深浅，方药之大小。可谓深切著明。"此外后世医家在此基础上亦多有发挥。

（二）六经为百病立法

历代不少医家学者多崇尚《伤寒论》以六经辨伤寒，《金匮要略》以脏腑辨杂病，然柯韵伯认为仲景编撰《伤寒杂病论》，本就伤寒杂病同于一书之中，且仲景于自序中提到"虽未能尽愈诸病"，可知仲景所治之病，绝非单指外感，而是包括外感与杂病。正如柯氏所言："伤寒之中最多杂病，内外夹杂，虚实互呈，故将伤寒杂病而合参之。正以合中见泾渭之清浊，此扼要法也。"伤寒、杂病分而论之"名不副实，是非混淆，古人精义弗彰，头绪不清，必将以杂病混伤寒而妄治之矣"。

柯氏指出："仲景之六经，为百病立法，不专为伤寒一科，伤寒、杂病，治无二理，咸归六经之节制。"其认为六经不独用于伤寒，而是统领百病，百病皆在六经之中。六经病之提纲症状分属各经，如太阳病之头项强痛，阳明病之胃家实，少阳病之口苦、咽干、目眩，太阴病之腹满吐利，少阴病之欲寐，厥阴病之消渴、气上撞心等症，然非伤寒病所特有，在其他各种疾病中均可出现。

治疗方面，柯氏认为仲景治外感之方非独治外感表证，亦可治杂病、里证，如其结合自身临证经验，灵活运用桂枝汤治疗自汗、盗汗、虚疟及虚痢等，皆随手而愈。据仲景意，桂枝汤本主治太阳中风证，然太阳病汗出不解、内伤杂病之"病常自汗出""病人脏无他病，时发热自汗出"等情况亦可用。后世医家亦常用桂枝汤治疗原因不明的低热、更年期自汗、慢性荨麻疹、慢性泄泻、妊娠恶阻等均有佳效，此桂枝汤调和营卫治法之体现，虽可治内伤杂病，然亦不离营卫失和之病机，以此例说明临证把握病机，则六经能合百病。

（三）六经皆可存表证

很多人以为表证仅存在于太阳经病变中，而其他五经病变只有里证，然柯韵伯认为六经均有表证，太阳表证属狭义表证，指外邪侵袭肌表，引起脉浮、恶寒发热、头身疼痛等一系列临床症状，或营弱卫强治以桂枝汤，或卫闭营郁治以麻黄汤，各随其证而治之。而"六经皆有表证"是指广义表证，除狭义表证外还包括经络循行体表之证，是皮毛、肌腠等外周组织所表现出来的异常症状和体征的集合。

根据柯氏之思辨，六经有其特性，生理病理特征各不相同，其各自经表感邪后的表现亦随之各异：

外邪伤阳明经表，或诸症与太阳表证相同，或初起恶寒而不甚剧，一二日后内热从里达外则不恶寒，反蒸蒸发热，势如涌泉不断从体内向体表透出，自汗多有波澜摇动之状。除以上诸症，柯氏补充"阳明以心胸为表"，一切表现为无形之热、凡不属于胃肠有形实热的症状均属阳明表证的范畴，"当用酸苦涌泄之剂，引胃脘之阳而开胸中之表"，故因势利导之栀子豉汤为阳明解表之圣剂，胃家不实，则病可瘥。

少阳之表其意有二：一则少阳中风，"两耳无所闻、目赤，胸中满而烦"；一则少阳伤寒，"脉弦细，头痛发热"。然少阳血弱气尽，汗谵吐下悸而惊，故证虽有异，仍当以小柴胡汤和解少阳，祛邪外出。

太阴表证之中风，其脉证特点为脉浮，四肢烦疼。脉浮为表证之脉，宜发汗，脾主四肢，四肢烦疼当责之于脾，宜解肌，故选用"里之表药"桂枝汤发汗解肌、内调脾胃，标本兼顾。

少阴表证较前者而言较为特殊，柯氏言："须审其病为在里而禁汗，不得拘沉为在里而禁汗也。发热脉沉者，是病为在表，以无里症，故可发汗。"虽肾阳虚而脉沉，然少阴表证的判断依据在于少阴经表受寒所引起的发热，故用麻黄细辛附子汤温肾阳兼发汗解表。由此亦知，表证与否不能拘

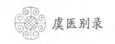

泥于脉象，需"因症而合脉，勿据脉而断症"。

对于厥阴之表证，柯氏认为，厥阴中风脉象反沉，因肝阴虚，风邪入地困厄肝，使肝木不得升发所致。若脉浮，则风行地上，肝木得以升发，肝的本性得以恢复，故向愈。厥阴伤寒虽手足厥寒，脉细欲绝，然因"相火寄于肝经，外虽寒而藏不寒"，以其阳未虚，故可宣散表邪，宜当归四逆汤。

对于表证治疗，柯氏提出麻黄汤、桂枝汤，太阳、阳明表之表药；瓜蒂散、栀子豉汤，阳明里之表药；小柴胡汤，少阳半表半里之表药；桂枝汤，太阴之表药；麻黄细辛附子汤，少阴之表药；当归四逆汤，厥阴之表药。六经之用表药，为六经风寒之出路也，故"六经皆有表证"一说，意在强调除太阳经外，其余五经也可受风寒之邪侵袭而出现表证，为后世研究表证开拓了思路。

四、风寒辨惑，相因为患驳三纲

柯韵伯认为"风伤卫，则用桂枝汤；寒伤营，则用麻黄汤；风寒两伤营卫，则用大青龙汤"之三纲鼎立学说缘木求鱼，不知仲景本意，而在命名上推求，实为欠妥。柯氏道出风寒二气，有阴阳之分，相因为患，各有轻重，当在虚实上分浅深，不必在风寒上列营卫。营卫同源，只在功能上分工，"冬月风寒，本同一体"，中风伤寒，皆恶风恶寒，营病卫必病，故风不独伤卫，寒亦不独伤营，桂麻二剂，常可互投，只需在有汗无汗上着眼耳。另外，柯氏对《伤寒论》熟稔于心，其在《伤寒论翼》中提到"伤寒轻者，全似中风，独脚挛急不似，盖腰以上为阳，而风伤于上也；中风重者，全似伤寒，而烦躁不似，盖寒邪呕而不烦，逆而不躁也"，认为"太阳中风，脉浮紧"与"伤寒脉浮缓"为仲景互文，大青龙汤证脉虽有异，然观其证，全为风寒在表而兼郁热烦躁者设，柯氏主张无汗烦躁，无少阴证者为大青龙汤点睛之笔，何能以风寒两伤营卫而概之？柯氏之言，符合临床实际，足以启迪后人。

五、温病指归，阳明为成温之薮

柯韵伯虽为伤寒注家，然对温病学亦深有研究。其洞悉六经之中涵盖温病的实际内容，如《伤寒论翼·温暑指归》中提出"夫相火寄甲乙之间，故肝胆为发温之源，肠胃为市，故阳明为成温之薮"的观点，更加肯定了阳明、厥阴与温病的关系，驳斥了将伤寒与温病学说相割裂的片面看法，温病学派代表医家吴鞠通亦认为"虽为温病而设，实可羽翼伤寒"，由此可见温病学源于《伤寒论》当无疑义。

对于温病的理解，柯氏辨析王叔和"寒毒藏于肌肤，至春变为温病，至夏变为暑病"的说法，提出伤寒反发热原因有三种："有当时急发者，曰人伤于寒，则为病热也；有过时发热者，曰冬伤于寒，春必病温也；有随时易名者，曰凡病伤寒而成温者，先夏至日为病温，后夏至日为病暑也。"其认为温邪伤人亦不例外，从表而入，亦有郁火伤于内，随阴阳消长，内外相应，伤寒成温而发，并在太阳病论述中推崇发热而渴、不恶寒为温病的常见表现，提及温病当不拘执于季节与六经的界限，对温病发生发展做了创新性的补充。

此外，柯氏以"阳明为成温之薮"提示伤寒阳明病与温病的关系密不可分，阳明经为多气多血之脉，主燥，故外邪侵袭阳明或病邪传至阳明易从热化、燥化，故为化燥成温的主要场所。以此为基，柯氏提出"温病症治，散见六经"之寒温一体温病治则，具体而言：温病卫分发热微恶寒印证于阳明受病始恶寒，宜清宣；阳明病"胃家实"的相关证候与温病气分证密切相关，其实质为外感温邪初起，已具阴伤致渴、内外皆热之象，此非少阴阴虚，而是阳明热盛，故治应预保元气于清火中，此为温病正治法；继则深入营血，神志病变显现，此时则宜泄热逐瘀。

总而言之，柯氏温病理论为后世以清、下法治温提供了理论基础，其"阳明起手三法"（即以栀子豉汤宣上，以白虎汤、白虎加人参汤清中，以猪苓汤渗下）更是与温病三焦辨证及论治不谋而合，两者虽不可一概而论，然对温病学的研究颇具启示意义。

六、制方有七，博古通今寻规律

柯韵伯通过对仲景诸方的整理分析，提出仲景诸方可按照《黄帝内经》中的"七方"分类法（该名首见于成无己《伤寒明理论》）进行分类，认为仲景深谙岐伯制方之道。《素问·至真要大论》言"治有缓急，方有大小""君一臣二，奇之制也；君二臣四，偶之制也""奇之不去则偶之，是谓重方"，可见"七方"主要指：大、小、缓、急、奇、偶、复。

柯氏认为柴胡汤、陷胸汤、青龙汤、承气汤等发表攻里之方，均各有大小，此大、小不独以药力轻重及药物数量而论，诸方所对应的病因病机亦不可忽略；至于缓急，柯氏以麻黄汤为发汗之急剂，桂枝汤为发汗之缓剂，将

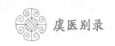

缓急定义为药效发挥之急缓；对于奇、偶方，柯氏则以浅深论病势，认为"奇之不去则偶之"，如以桂枝二麻黄一汤为奇，麻黄桂枝各半汤则为偶，亦如甘草汤较简者为奇，桔梗汤较繁者为偶；最后为复方，柯氏承"一方不去则复之"之意，以另加药味为复方之说，如小柴胡汤加芒硝合为柴胡加芒硝汤，此外，柯氏还提出了复方的另一思路，即服药方法，如三物白散条文中的"不利进热粥一杯，利过不止进冷粥一杯"，被认为是调节药力的简易之法，在柯氏眼中更具有与方剂同等的地位，为药食同源、药食复方思路之体现。

七、谨守脉证，医不执方明理法

柯韵伯善于归纳仲景之方，认为"凡汗剂皆本桂枝，吐剂皆本栀豉，攻剂皆本承气，和剂皆本柴胡，寒剂皆本泻心，温剂皆本四逆"，此为仲景六基本方，余皆根据主要方证的变证或兼证进行药物加减延伸。

与此同时，柯氏剖析仲景方药使用规律，前后互参，反复对比，注重演绎阐明其方药证治机理。对《伤寒论》所涉方剂的药物性味、适应证、鉴别配伍、剂型选换及诸方禁忌等做出了详尽的解释，认为方药运用之关键在于谨守脉证，揣度病机。如"手足厥逆之症"，柯氏针对其"寒热表里之各异"，分别采用散里热、解表寒、挽真阳及救欲脱的不同治法，又如同样为腹痛，当分属六经，药物配伍各不相同，"若腹中痛者，少阳加芍药，少阴加附子，太阴加人参；若心下悸者，少阴加桂枝，少阳加茯苓；若渴者，少阳加栝蒌根、人参，太阴加白术"。此外，柯氏寓繁于简，指出仲景三百九十七法实际上各归属于某一大法，如"仲景用攻下二字，不专指大便。凡与桂枝汤欲攻其表，此指发汗言；表解者乃可攻之，指利水言；以有热故也，当以汤下之，指清火言也"，此实则皆属逐邪之法。为此柯氏提出仲景"法中有法，方外有方"，主张"医不执方"，唯明其规矩，理法结合，方可左右逢源，救疾为善。

结语

柯韵伯治学态度严谨，对仲景学说多有新颖的发挥，除上述所述观点之外，其类证思路亦对后世研究《伤寒论》有重要启示意义，并以此延伸出按法类证、按因类证等多种分类方式。浅述柯氏之说，可窥探虞山医派诠释仲景之理的思想脉络，为后世研究《伤寒论》提供参考。

第五节　钱天来

清代虞山医家钱天来，又名钱潢，其家世代为医，自幼对中医耳濡目染，五十岁曾患重疾，深感病痛之苦，遂立志学医，终于晚年撰成《伤寒溯源集》，成为研究《伤寒论》的代表医家之一。钱氏学术思想深受《黄帝内经》及《伤寒论》等经典的影响，曾撰《素问注》20篇，惜已亡佚，亦精于伤寒之学，认为王叔和、成无己等前人所编注的《伤寒论》有失仲景原意，遂重编世传原文，发明证治，穷根溯源，纠偏补遗，独具创见。

一、医学溯源，博古通今集大成

钱天来以《周易》《黄帝内经》《伤寒论》为基础，同时吸收融合了方有执、喻嘉言等医家的学术观点，逐渐形成具有自身特色的伤寒学说，其善于总结历代医家的观点，对《伤寒论》的注解能做到不落窠臼，去芜存菁，穷源及流，所著《伤寒溯源集》集成无己以来历代注家之精髓，条理清晰，思路严谨，注释详细，是钱氏对前人《伤寒论》学术思想的继承与发展。

（一）三阴三阳，阴阳总纲

钱天来认为研习《伤寒论》首先须明阴阳，此与《内经》一脉相承，其主张溯源经典，以《素问》《灵枢》为《伤寒论》学术思想之源，并结合阴阳学说和经络学说的基本理论，有理有据，不凭空臆测。

钱氏强调六经病证当先辨阴阳，认为《伤寒论》第7条"病有发热恶寒者，发于阳也；无热恶寒者，发于阴也……""提挈纲领，统领阴阳，当冠于六经之首"，故将其列于《伤寒溯源集》开篇之先，作为总纲。

在此条文中，张仲景以患者发病之初发热的有无来辨病位，认为发热恶寒者病发于阳，无热恶寒者病发于阴，然后世对其中"阴""阳"的理解众说纷纭。钱氏归纳总结历代医家的观点，大致有七种认识：作表里解、作有无热象解、作三阴三阳解、作太阳少阴解、作人体正气强弱解、作伤寒中风解及作外感病阴证阳证的总纲解。

相较于其他的认识，钱氏更偏向以病在阴经和阳经来理解条文中之"阴""阳"，即"发于阳者，邪入阳经而发也；发于阴者，邪入阴经而发也"，其中"发于阳"意为病发于三阳经，"发于阴"意为病发于三阴经。纵观张仲景《伤寒论》，三阳经病变均可见发热，其中太阳病之发热多为发热

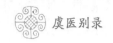

恶寒并见，虽太阳伤寒初期可能暂时无发热，然随即会有发热，少阳病之发热为往来寒热，阳明病之发热则表现为身热而不恶寒，当然根据仲景原文，阳明病的初期亦可能会有短暂的恶寒，然随即转为恶热，此因阳经多气多血，邪入于阳，多从热化，三阳经发热的特点虽不尽相同，然大多有发热这一症状，同时亦多可能出现恶寒；而三阴经病变则不应出现发热这一症状，钱氏观太阴病整篇，未见发热这一症状，同时少阴寒化证亦大多无发热，应出现恶寒而四肢厥逆等阴寒症状，偶尔出现发热症状时张仲景也在前用了一"反"字，如《伤寒论》301 条"少阴病，始得之，反发热"，意指少阴病一般情况不会发热，又如 317 条"少阴病，下利清谷，里寒外热，手足厥逆，脉微欲绝，身反不恶寒"，此处张仲景在不恶寒前亦加一"反"字，说明恶寒为少阴寒化证多见之症状，而不恶寒为非常规的状态，故钱氏叹曰："夫发于阴者本无热，故凡有热者，不曰反发热，则曰反不恶寒"，当然须强调在少阴热化证中多可见发热者，以及厥阴病中有寒热错杂之证，显然也不适合于"无热恶寒者"，故诸理皆不可绝对。

（二）因发知受，审证求因

钱天来开创了按病因分类来研究《伤寒论》的先河，主要体现在论述伤寒六经病证的发病原因上。风寒暑湿燥火，皆可致病，人若受之，误治夭枉者不胜枚举，钱氏十分重视辨析《伤寒论》中各个病证的发病原因，其言"外邪之感，受本难知，发则可辨，因发知受"，六淫之邪，难以耳目察之，唯有侵袭人体，正邪相争，显现症状于外，如"发热恶寒""无热恶寒"等，方能感之，究查病因。同时风寒暑湿燥火，有时虽感同邪，各人受之而病证各异，而有时虽感不同邪气，然所发病证却可能区别不大，盖以人之气有盛衰，形有厚薄，脏有寒热，所受之邪，从脏气而化，病证随之，故中医治病讲究"审证求因"。在此基础上，钱天来撰写的《伤寒溯源集》充分阐述了方证发生的缘由，提出一因多证、多因一证的辨证思想，是研究伤寒学术思想的一大创举。

（三）经典为本，直溯源流

钱天来尊崇《黄帝内经》《伤寒论》等经典之作，精研不辍，尤邃于张仲景之说，曾赞仲景书为群方之祖，可以活人，后起诸贤之说虽变化万千，各鸣所得，但无人逾越其矩度，如钱氏言："自叔和无己诸家，错简于太阳脉证之后，致喻氏以未热注无热，悖于立言之旨矣。"其认为后世医家在整理和注解《伤寒论》时，多未能得张仲景之意，混淆视听，扰乱经旨，正如《伤寒溯源集》自序中所言："自西晋太医令王叔和编次仲景方论十卷，附入己意为三十六卷，而卒病论六卷早已遗亡，不复得睹矣。至金成无己，尊奉叔和，又注为伤寒论十卷。今所行于世者，究仅七卷，而前后舛错，六经混淆。"以至于读之者，茫无绪端，检阅者，漫难寻讨。

《伤寒论》注本虽汗牛充栋，但瑕瑜互见，钱氏能去芜存菁，穷源及流，善用《内经》理论释义发微，如其援引《上古天真论》《生气通天论》《皮部论》及《玉机真脏论》等篇来论证太阳经之总脉总纲。钱氏追本溯源，思求经旨，以《黄帝内经》为基础，对《伤寒论》原文详予注释，释文遵从《素》《灵》之旨，并对成无己以后的多家学术观点加以辩论分析，行文间辨证思路清晰，注释详细。

关于《伤寒溯源集》的"辨误"之处，钱天来回溯本源，深研古籍，着眼于阐发仲景心法，对伤寒若干重要问题进行专题论述，若遇与前人思想有异之处，钱氏深究根底，援古证今，大胆辩论，抒发己见，启迪后世，其强调"合者择之，谬者摘之，疑者释之，混者晰之"，主要围绕深化、选择及自说三个方面进行辨误。

钱氏注释仲景原文，对于医理明晰易辨者，往往随文注释，言简意赅，继承前人论述，同时多有深化。如在论述下焦蓄血证时，诸多医家把"小便利"作为桃核承气汤方证的主症，钱氏继承前人之说，同时指出此为蓄血不在膀胱的重要依据，其在《伤寒溯源集》中言："若果膀胱之血，蓄而不行，则膀胱瘀塞，下文所谓少腹硬满，小便自利者，又何自出乎。"

钱氏亦不拘前人之说，辩证论之，阐发幽微，在诸多观点中做出选择，如"太阳病，下之后，脉促，胸满者，桂枝去芍药汤主之；若微恶寒者，桂枝去芍药加附子汤主之"，喻嘉言根据误下脉促、无下利不止、汗出及胸满等症，释为阳邪仍盛于阳位，而成无己认为此下后阳虚，表邪渐客于胃中，阳气不振，流行不畅。钱氏虽私淑喻嘉言，十分推崇喻氏之说，且多有批判成无己的《伤寒明理论》，然就本条而言，他认为成氏之说"最为近理"，而喻氏之论"恐未惬仲景之旨，稍不如成氏之说矣"。

又如其在注解条文"伤寒六七日，发热微恶寒，肢节烦疼，微呕，心下支结，外证未去者，柴胡桂枝汤主之"之后，又列有辨误，罗列后世医家对"支"的解释，其中成无己以"散"解"支"，王肯堂以"支撑"解"支结"，方有执以"支饮传聚"为解，喻家言以"邪结于心下偏旁，不中正"为解。钱氏对比各家注释，并结合其自身对本条文的理解，认为诸说之中，当以

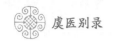

"支撑之解"为近，后更有支饮、悬饮之"支"，义颇相同，然未做定论。

此外，对于前人观点有不明或不当之处，钱氏常自提观点，自圆其说，如其阐述"食谷则哕"中"哕"："乃成氏以为食谷者物聚而哕，方氏谓过饱则亦当哕噫，岂有病至如此之剧，尚能过饱乎？观其以哕噫并言，是以呃逆与嗳气同论矣。轻重不分，吉凶不辨，毫不知其为不治之证，所以疑其为末后尚有脱落。"并引用《灵枢》对"哕"的论述，认为"有故寒气，与新谷气，俱还入于胃，新故相乱，真邪相攻，气并相逆，复出于胃，故为哕。若病深而哕，乃胃败而中气将绝也"，以此阐明原文之意。

又如在阐释"太阳病，下之后，其气上冲者，可与桂枝汤，方用前法；若不上冲者，不可与之"时，对于"方用前法"的理解，方、喻二氏均认为本条的病机是太阳表邪牵制了攻下之药，需表里双解而不应一味攻下，故主张在下药基础上加入桂枝汤。而钱天来则认为"太阳病，下之后，其气上冲者"，若过服下药，易使表邪内陷入里，故不可再用攻下之品。实际上，"方用前法"应为服桂枝汤后温覆、啜粥以取微汗的方法，方、喻将其理解为继用下法，有失偏颇，而钱氏此番辨误，更能体现仲景原意，贴合临床实际。

二、活于辨证，斟酌立义理分明

钱天来是《伤寒论》辨证论治研究派的代表人物之一，将世传《伤寒论》原文重新编排，其主张以法作《伤寒论》分类的纲领，即对六经证中的每一经病变，皆从正治法和变治法两个方面探讨，以治法和病因为纲，注解过程中提出了"三纲学说""六经自受"等许多新的观点。

（一）治法类证，以法统方

主张"按法类证统方"研究《伤寒论》是钱天来的学术成就之一，其认为仲景所著《伤寒论》，六经诸篇的证治均极为详尽，立法治、辨证候，就三阳三阴六经之证治、正变的不同，剖明立法之因、阐发方药之义，为后世之楷模。钱氏本着按法类证、以法统方的原则将世传《伤寒论》原文重新编排，其《伤寒溯源集》是清初以治法和病因为提纲研究《伤寒论》学术思想的代表性论著。这种以治法分类方法研究《伤寒论》的辨证论治体系肇始于魏晋时期之太医令王叔和，《伤寒论》成书后因乱世而散佚，王氏在收集整理的过程中，重视以治法归类，增"辨可汗不可汗"及"辨可下不可下"等七篇，首开以治法类证研究《伤寒论》之先河，后世从法类证者众多，钱氏受明代方有执及清初喻昌的学术思想影响，以立法施治为辨证之要，他认为六经证治中皆在言法，未有一字一句离法，其有方者未尝无法，而法中亦未尝无方。故以方推之，方中自有法；以法论之，则法内自有方。治法为纲，分经类证，以法贯之，钱氏的这种研究方法完善了《伤寒论》治法类证的辨证论治体系。

同时，钱氏对伤寒六经病证中的治疗方法，皆主张从正治法和变治法两个方面探讨，如其将太阳病篇分为上中下三篇，依次为中风证治、伤寒证治和风寒两伤营卫证治，并列正治、失治和误治等分别讨论，阳明病亦分上中下三篇，阳明上篇分列阳明中风、中风脾约、阳明伤寒及阳明中寒，以下四经的编排与此相似。这种以病因和治法为纲的分类方法，以法类证统方的见解，为研究《伤寒论》开辟了新的道路。

（二）汇论三纲，编次证候

钱天来提出《伤寒论》以六经为纲，六经以太阳为纲，而太阳又分"风伤卫""寒伤营""风寒两伤营卫"三纲，传承了前人"三纲鼎立"之说，该学说发端于孙思邈之"夫寻方之大意，不过三种，一则桂枝，二则麻黄，三则青龙（指小青龙汤），此之三方，凡疗伤寒不出之也"，产生于宋金，得名于明朝方有执，确立于喻嘉言之"风伤卫，则用桂枝汤；寒伤营，则用麻黄汤；风寒两伤营卫，则用大青龙汤"，流传至今。钱氏认为三纲既是认识伤寒病因病机的重要依据，亦是确定治疗方案的关键准则，如《伤寒溯源集》书中太阳经分为《太阳上篇》《太阳中篇》《太阳下篇》，《太阳上篇》属于风中卫之证治，有中风正治、太阳坏病、中风失治、中风火劫、中风误吐、中风误汗、汗下颠倒、中风误下及中风蓄血等章节，《太阳中篇》属于寒中营之证治，有伤寒正治、伤寒失治、伤寒禁汗、伤寒误汗、伤寒误下及伤寒蓄血等章节，《太阳下篇》属风寒两伤营卫之证治，有风寒并感及风寒火劫等章节，同时在其他各经的分篇中均有中风、伤寒之章节。

须强调，虽钱氏推崇"三纲学说"，然其更从辨证施治角度出发，溯源穷本，对"三纲学说"褒贬分明，当辨证看待，审证求因，明晰医理，就太阳中风营弱卫强之病因病机而言，历代医家观点不一，钱氏上溯《素问》"阳强不能密，阴气乃绝"和营卫循行理论，详析机理，提出"太阳中风之所以汗常自出者，此为营气本未受邪而自和，然营气虽和，而营外之卫气则为风邪所中，邪气附着于卫而郁热受困，不得与内之营气两相和谐浃洽之所致尔"，以此揭示了风邪是病因，卫分是客邪之处，是主要病机所在，然营分

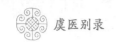

不可能独善其身，自然亦会受到影响，当然其是卫分受邪后产生自身功能紊乱的次要病所，此营弱是与卫强相对而言的，并非真正意义上的虚证。

钱天来虽推崇"三纲鼎立"学说，对《伤寒论》"按三纲"汇论进行整理，然其亦根据不同的证候进行编次，即"按证候"编次。如钱氏提出太阳病篇尚有"心下痞证治"，故将《伤寒论》全书中有关痞证的条文汇编成一章，这种编次体现了其同中求异、异中求同的治学思想；又如针对厥阴病篇错简混杂、证候表现不一的特点，钱氏以证候编次，把厥阴病分为中风、伤寒、厥热、除中、蛔厥、热证、寒证、误治、热利、寒利及寒利回阳十一型，此不仅有利于认识厥阴病的本质，对临床实践亦颇具参考价值。从上可以看出，钱氏对三纲学说的观点，是赞同的同时亦有所保留。

（三）"六经自受"，经脉辨证

对《伤寒论》中疾病传变规律的描述，历代医家各抒己见，榷商不已，目前多认为六经有循经传、越经传、直中及阴病转阳四种传变方式，钱氏认为《伤寒论》六经学说融合了先前的诸多理论，经络学说就是其中重要内容，《素问·热论》就记载六经皆存在经络外证的情况，《伤寒论》中许多条文亦反映了六经本身可感邪而产生不同的表证，钱氏由此提出"六经自受"理论，认为除太阳经外，其他五经亦有自受，此在《伤寒溯源集》中多有阐述。

如阳明经，以《伤寒论》第236条"阳明病，脉迟，汗出多，微恶寒者，表未解也，可发汗，宜桂枝汤"为例，该条是阳明自受之表证，既异于太阳之表证，也不同于阳明之白虎汤证、承气汤证等。因为阳明主肌肉，外邪客于阳明经，肌肉受邪，营卫流行不畅，则脉来迟，风寒外邪客于阳明经，阳明为多气多血之经，故易于汗出，因风寒之邪外客，阳明经气被郁，则微恶寒也，此似与太阳中风营弱卫强之证仅汗出多少之别，然其病机大相径庭，同时与阳明经证、腑证亦有很大差别。

又如少阴经，以第301条"少阴病，始得之，反发热，脉沉者，麻黄附子细辛汤主之"为例，钱氏解释该条"少阴之表证也，曰始得之者，言少阴初感之邪也，始得之而即称少阴病，则知非阳经传邪，亦非直入中脏，乃本经之自感也"。少阴病篇第304条附子汤证、第316条真武汤证，亦是少阴经自感之病，用扶正剂治之，则邪自去。

至于少阳经、太阴经及厥阴经的本经自感证候，钱氏虽未明确提及，然在少阳病、太阴病的"辨误"中，亦有涉及本经自受的观点，如其在对第99

条的"辨误"中言:"夫邪之入少阳也,或从太阳与阳明传来,或本经自受……"又如在对第 273 条的"辨误"中言:"成氏谓太阴为病者,阳邪传里也,其说殊谬,岂太阴无本经自受之邪乎?"

(四)立足临床,师古不泥

钱天来不仅对《伤寒论》条文进行了整理和辨误,还坚持从临床疗效的角度对方药作注释,当出现仲景方剂与临床实践存在差异时,他敢于质疑,并进行大胆修改。如"少阴病,二三日至四五日,腹痛小便不利,下利不止,便脓血者,桃花汤主之",对于桃花汤证中的腹痛病机,自成无己以来医家凡注皆以腹痛为里寒,而喻昌则认为腹痛小便不利为少阴热邪,前注家见仲景用干姜谓寒邪伤胃,然实为热邪夹少阴之气填塞胃中,故用干姜之辛以散之。钱天来反对喻昌此论,详推辩道:"腹痛为太阴本证,即有热邪,亦必有宿食积滞,方能作痛。岂但有热邪在内,能作腹痛耶?""恐指为寒邪者,未为大误,指为热邪者,反贻误后人。但观痢证,有用大黄黄连而愈者,亦有用干姜肉果人参附子而愈者,岂非明证?"又如方有执、喻嘉言皆认为《伤寒论》第 82 条真武汤证为太阳病误用大青龙汤所致,钱氏师古而不泥古,指出并非只有误用大青龙汤才会造成此种坏病,麻黄汤、桂枝汤及火劫等法,使用不当,犯如水流漓之戒,均可伤阳而致此证。

除对《伤寒论》中部分方剂药物组成质疑外,钱氏对某些加减亦持有异议,如其针对《伤寒论》第 318 条四逆散条文言:"详推后加减法,凡原文中,每具诸或有之证者皆有之,如小柴胡汤、小青龙汤、真武汤、通脉四逆汤、四逆散皆是一也。愚窃揆之以理,恐未必皆出于仲景。如小柴胡汤之或咳,去人参而用小青龙汤法,加五味子半升、干姜二两,虽或可用,然肺寒气逆者宜之,肺热而痰气壅盛者,非所宜也……在小柴胡汤,已当量其寒热虚实而施,不可卤莽从事矣。"因《伤寒论》原本已经散佚,仲景的真正用意我们不敢妄下断言,所以钱氏的说法有待进一步论证,但不可否认,钱氏从辨证论治角度加以推论,是有一定学术价值的。

三、深诣易道,取象比类释医理

医易思想在明代达到鼎盛,在清代继续发展,医易相通,中医学与易学具有深厚的渊源,两者长期相互渗透,都运用了"象"思维方式,《素问·五运行大论》曰:"天地阴阳者,不以数推,以象之谓也。"取象思维,亦称

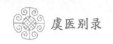

取象比类，是中国传统思维的主要形式，对包括中医学在内的诸多领域均具有重要的指导意义，《素问·示从容论》曰"援物比类，化之冥冥""不引比类，是知不明也"。

钱天来深受易学思想影响，且深谙其道，并用《周易》之道来解释伤寒原文，其言："夫证即象也，法即理也，三百九十七法，不出六经之中，六经不出乎阴阳之外，能读仲景书者，其唯深于易者乎。"如钱氏运用易学思想深刻阐发脾胃的生理功能，认为太阴脾土为东北之艮土，得先天坎中未经生化之阳气而生，是地之纯阴象，而地居天之中，先天来复之阳，生于黄泉之下，透地而发生万物，故脾以盛阴之静顺为体，以阳气之健运为用；又以阳明胃土为西南之坤土，为后天离火所生，故能腐化水谷，有坤厚载物之象，而藏五味化五谷。

钱天来在对伤寒原文进行阐述时，亦常运用取类比象的思想，如其在阐释痞证时写道："其但言因作痞而不言热入者，阴痞之证，因误下之后，阳气一虚，阴邪自盛，不必外入之邪而后成也。阳邪必由陷入，阴邪则不必也。如日丽长空，则阳和温暖，至金乌西坠，则遍界阴寒。自然之理，何必外来？故痞气乃阴邪内结于中，犹云雾障空，天地之气不相交通而成痞，非若热邪之陷入也。"又如钱氏在论述五苓散证治时写道"地气既不升腾，则肺脏之天气不降，无雨露之施，而小便不利矣"，用地气升腾与天气布降的关系来形象解释患者小便不利的原因，充分体现了其取类比象的思维。

四、伏邪温疫，详研清解热邪法

仲景在《伤寒论》第6条中提出温病的概念，其言："太阳病，发热而渴，不恶寒者为温病。"钱天来分析温病亦是邪由营卫而入，见头项强痛，其邪在太阳，当属太阳病。初见表证，虽有发热但不渴，然发热亦必恶寒，至邪传阳明，太阳证罢，则发热汗出而不恶寒，乃中风伤寒之常经，此则既有太阳见证，则为邪在太阳而非阳明。因其初感即发热而渴，不同于伤寒或者中风，及至邪入阳明之里，胃腑热燥，方有渴欲饮水之证，故名温病。

钱氏注重从病因的角度释温病发源，认为温病是天时温热之邪气，其中春暖之后，夏至以前，未至酷暑，天气已热，温暖之气郁蒸，感之即为温病，是为春温，冬令有非时之暖，感之则为冬温，秋肃之时，本应凉风荐爽，若遇郁蒸热气，感之即为秋温，惟发于春尽夏初者，乃为适当其令之邪气。

然温病治法在《伤寒论》终未可见，莫非仲景立法时，竟忘之而未有写？抑或历年久远而散失遗失？钱氏推测，忘亦未必竟忘，失也未必尽失，恐叔和编次之时，纷杂于六经证治之中而不能辨也。世代更迭，虽名贤继出，俱无从考证，致后人有仲景擅于治伤寒，不擅于治温之说。钱氏感慨："呜呼！仲景医圣，其才力岂遂尽于此邪？"

至于温病的治法方药，钱氏深研《伤寒论》，从"邪在太阳"的角度出发，理清了思路。温病既有头项强痛之太阳表证，理宜解表，而又有发热而渴、不恶寒等温热之见证，则又当清解热邪。麻黄、桂枝乃辛温之药，其温热之性反助邪，故温病见证之初，以大青龙汤之凉解为治温之首剂，然发热而渴兼不恶寒而汗自出者，不宜更汗，宜桂枝二越婢一汤之法，若其无表证，但热渴而不恶寒者，为邪入阳明，白虎汤主之，若热邪入腑，邪归阳明，实热证现，患者出现舌苔黄黑、燥裂芒刺、谵语神昏及狂乱诸证，乃承气汤证，疾病如传阴变逆，阴寒证现，可选用三阴篇中诸温经之法。

五、表里缓急，先后治则须明辨

围绕《伤寒论》第 91 条："伤寒医下之，续得下利，清谷不止，身疼痛者，急当救里。后身疼痛，清便自调者，急当救表。救里宜四逆汤，救表宜桂枝汤。"此证本属伤寒，当用汗法，却误用下法，损伤胃阳，致胃虚里寒，受纳腐熟水谷功能失职，遂续得下利不止，完谷不化。钱氏认为前后两身疼痛，义各不同，一以阴寒在里而痛，一以寒邪在表而痛，前者因误下伤正，阳虚失于温煦，阴寒在里，无阳气以温养，故身疼痛，后者则是表证经络不通而身疼痛。

至于"后身疼痛，清便自调者，急当救表"，成无己以来各注家皆云用四逆汤救里之后，得清便自调，然后与桂枝汤救表。钱天来认为若果真如此，则条文中无须"者"字与"急"字，温经救里后，身尚疼痛，直待清便自调，里气已和，然后救表，无须云急，故钱氏认为"后身疼痛"出现在误下后，而非四逆汤救里之后，下后清便自调，则知寒邪在表尚未入里，故用桂枝汤治表，另外下后恐里虚，外邪乘虚陷里传为变证，故当急救表。钱氏认为有里证急则救里，无里证则救表，故有两"者"字及两"急"字以分之，其据此揣测，《伤寒论》原文应是"下后身疼痛"，传抄时"后身疼痛"脱了"下"字，遂成千古之惑。

钱氏之说有一定道理，然目前学术界并不支持此观点，就两个"身疼

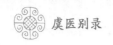

痛"而言，目前都认为是由表证所引起，另外对"后身疼痛"的"后"字解释，亦多遵循成无己等注家之说，认为是用四逆汤温里之后的意思，此条文体现了仲景治疗表兼里虚证时一般情况下先里后表的治疗顺序，唯恐先发汗解表进一步损伤人体正气，正如第372条亦言："下利腹胀满，身体疼痛者，先温其里，乃攻其表。温里宜四逆汤，攻表宜桂枝汤。"

六、厥有寒热，诸方药和厥逆除

对于《伤寒论》第318条"少阴病，四逆，其人或咳或悸，或小便不利，或腹中痛，或泄利下重者，四逆散主之"中四逆散所治的"四逆"一证，历代医家认识不一，成无己认为四逆乃四肢不温，与厥冷有异，方有执谓人之四肢温和为顺，不温和为逆，即冷也。钱天来根据仲景"凡厥者，阴阳不相顺接，便为厥。厥者，手足逆冷者是也"，认为厥即逆冷，不止于不温，实四肢逆冷。

钱氏认为厥逆有轻重之不同，寒热之各殊，故论中或曰厥，或曰厥逆，或曰四逆，或曰厥冷，或曰手足寒，或曰手足厥寒，皆指手足厥冷。然厥逆虽皆手足寒冷，其致厥之因有寒热之不同，若寒邪在里，阴寒肆逆，则阳气不充于四肢，故有寒厥之患，患者常伴有怕冷，下利清谷，脉沉微等，治宜回阳救逆祛寒，方用四逆汤、大乌头煎等方，若热邪内郁，邪气阻绝，阳气不达于四肢，亦有热厥之证，患者可伴有胸腹烦热、口渴等症，治宜宣透郁热，方用白虎汤、承气汤等。

钱天来分析，寒厥当以四逆汤及附子汤治之，而仲景以四逆散主之，盖因本系中风之阳邪，或邪自阳经传来，属阴中之阳邪，除不可以寒凉方药施治外，亦不可妄投四逆汤等辛热之品，故以四逆散之甘缓升解。钱氏感叹，四逆散性味和平，前辈以为其为寒凉之剂，不可以之治疗寒厥，误矣。方中甘草枳实本非寒药，柴胡升解郁热并无寒性，芍药走阴酸敛亦非寒物，寒凉何有？钱氏推测仲景之意，盖以甘草之甘和缓阴邪之急和枳实之苦，以开中气之结，柴胡以升发阳气之郁，芍药以收敛阴气之逆。若和之而证减厥除，则其邪解，若阴邪盛厥逆不解，则投以温经复阳之四逆汤，若厥后发热，不恶寒而反恶热，口燥舌干、烦躁不眠、谵语便秘，则为自阴还阳，已非阴经之旧证，可用阳明清下法治之。

结语

钱天来精究《伤寒论》，不拘泥于前人之说，对仲景伤寒之学独具创见。其《伤寒溯源集》编撰独具风格，直溯《素问》《灵枢》等经典，博采他家之长，详辨前人之误，阐发幽微之理，具有很高的学术价值。通过对钱天来治学思想的探讨，可为后世了解伤寒辨证论治派的学术思想提供参考，亦为临床灵活运用《伤寒论》提供思路。

第六节　曹仁伯

清代虞山名医曹仁伯，又名曹存心，留世医案众多，如《继志堂医案》等，辨证功底深厚，选方用药巧妙，江阴柳宝诒评其"审证的确，用药精当，有以匙勘钥之妙"。此外，曹氏亦为虞山医派海外交流的代表医家，其与海外弟子，琉球吕凤仪，共同探讨医术，并记载问答内容，著成名作《琉球百问》，解答精辟，颇具临床参考价值。

一、异病同治，寒热虚实辨腹胀

曹仁伯临证治病灵活变通，善于抓主证异病同治，相似疾病治疗却大相径庭，如其针对腹胀的治疗思路就是其中代表。引起腹胀之疾诸多，临床复杂，曹仁伯善治此证，然须辨证准确，明晰寒热虚实，方可起效。有时从湿热而治，如其治一病例，大腹胀满，气促跗肿，病有四十余日，根据溺黄口干、脉形弦数、因食而剧这三个代表性症状，辨证为湿热夹滞交阻为患，当属实证，用廓清饮（白芥子、陈皮、川朴、枳壳、泽泻、茯苓、大腹皮、莱菔子）加减治疗，具体为去白芥子、枳壳，加栀子、猪苓、苏梗、川连及香附。另治一患者，先满后胀，足跗浮肿，大便溏稀，同时口苦、舌红、小便短赤，亦诊断为湿热内壅，用河间甘露饮法；有时亦可温阳散湿，如有一患者大腹胀满，虽肤热脉数、口干，然舌苔白、喜热饮、大便溏，诊断为脾阳大虚，无从运化湿浊，遂用附桂治中汤加木瓜、草果及当归；有时亦可从气郁论，其治一患者腹大至脐突，胀痛间作，舌苔薄白，脉息沉弦，以逍遥散和鸡金散（砂仁、沉香、陈皮、香橼）加香附为治。曹氏异病同治思想为中医辨证论治的体现，其承前启后，对虞山医派后世医家如陶君仁、江育仁等产生了深远的影响。

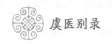
二、法于东垣，杂病可从脾胃治

曹仁伯博览群书，私淑医家众多，其中对李东垣的《脾胃论》思想尤为重视，常在杂病治疗中融入治脾胃的思路，效果显著。如其治一身热溏利患者，辨证时根据手心热、脉濡，肯定其属脾阳下陷，而身热则为阴火上乘，治以补中益气汤加鳖甲；又如其治一风湿病引起肢体酸楚的患者，根据纳少口干，脉右濡小，左浮弦，舌苔薄白，神倦嗜卧，认为是劳倦所致，证属脾虚夹湿，治以升阳益胃汤加川朴、青皮。总之，曹氏治疗内科杂病，常以保胃气为首要，尤其是慢性疾病，考虑到服药周期漫长，故尤须注意用药不伤胃气，正如其所言："盖治病必资药力，而所以行药力者，胃气也。"

三、久病入络，须配伍通络活血

曹仁伯临证治疗血证时，并非一味止血，亦有行血之时，尤其是病久不愈者，尤为适用，此与缪希雍所谓"宜行血不宜止血"、叶天士所谓"久病入络"有异曲同工之妙。如其治疗一咳嗽伴吐血不止患者，认为瘀血内阻，郁而化热，不祛其瘀，病终不愈，治以瘀热汤（旋覆花汤加芦根、枇杷叶），并配合二母泻白以清肺火，同时加郁金、三七及忍冬藤以通络活血；又如其治一胸痹伴便血、吐血患者，认为"此病不惟痰浊，且有瘀血交阻隔间"，处方以瓜蒌、薤白、旋覆花、桃仁、红花、瓦楞子及二陈等。

四、"曲线救国"，肺病可从膀胱治

膀胱与肺关系密切，有时膀胱气化不利，可从治肺而效，此符合中医"提壶揭盖"之法，曹仁伯亦深知其中奥妙。如其曾被问及一麻疹之后发生淋症（证）的患者，先前服用导赤散、五苓散、龙胆泻肝汤、清心莲子饮、滋肾丸、六味丸及加味八味丸等，皆无疗效，当何法以治？认为当采取治肺之法，其言："麻疹之后即有淋症，其肺毒未解明矣。夫物类，有肺者有尿，无肺者无尿，膀胱之气与肺气相关也。据说所治之法，似是而非，故反复缠绵，愈医而愈重也。向后若遇此症，须从病源着想为要。"

五、防治烟毒，戒烟丸利国利民

清朝鸦片盛行，民不聊生，曹仁伯见此，心生悲悯，创制"戒烟丸"，救治了大批吸毒者，方药组成如下：西牛黄二分，肉桂二分，公丁香一分半，天麻二分，白蔻仁二分，川贝三分，广木香一分半，半夏二分，川黄连三分，橘红二分，阳春砂仁二分，沉香二分。以上"十二味，共碾细末，用净烟膏二钱五分，捣糊为丸，如绿豆大"。曹氏同时提出，"如食一钱烟者，则吞十粒，一分者，吞一粒，须于饮前一刻温茶送下，吞至六七日后，减去一粒，或半粒，逐渐减尽为愈……"。曹氏在临终前一年病魔缠身，仍谆谆嘱咐儿辈，要以国家社稷为重，竭力推广戒烟丸，林则徐亦曾向其求教戒鸦片烟方，对戒烟丸甚为钦佩，赞其菩萨心肠。

结语

曹仁伯在江南地区医名显赫，被冠以"德被吴中，名驰海外"的第一人，不仅医术高超，而且医德高尚，为虞山医派代表医家之一。曹氏著作等身，留世之作有《过庭录存》《琉球百问》《琉球问答奇病论》《曹仁伯先生医说》《继志堂医案》《曹仁伯医案》《增订医方歌诀》及《曹存心医案选案》等，为后世虞山医家临证提供了重要的参考书籍。

第七节　余听鸿

余听鸿，字景和，少孤贫苦，颠沛流离，幼时学徒于孟河药店，后师承名医费兰泉。余氏广受孟河医派费、马、丁、巢等众多名家的学术影响，兼容并蓄，精究医术，内外兼修。而立之后行医于虞山，丰富了虞山医派的诊治思路，临证每每门庭若市，时人赞称其为"余仙人"，对虞山医派与孟河医派的沟通交流起到重要作用。余氏诊疗特色鲜明，思路严谨，生平著有《余注伤寒论翼》《余注阴证略例》《外证医案汇编》及《诊余集》等。

一、内外兼修，力破门户开先河

中医自古无内外科之分，然后来外科自恃膏丹刀针，不懂内科，而内科专司脉息方药，不明外证，故在当时的医疗实践中，二者常不相协调，而余

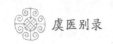

听鸿治学精研，将内外科合二为一，认为不管哪科，针对的是同一个机体，内有变，则外有见，外有见，则内有变，强调内外科是一体两面，只精通内科或外科，算是得医术之半，"如遇内外兼证，始终一手调治，医者可得心应手，病者亦受益多矣"，余氏力破门户之界限，坚持内外科融合的临证思路。

余听鸿博采虞山流派各医家之长，常用内外治结合之法疗顽疾，如在血分案中，患者少腹胀硬冰寒，肢冷面青，痛极，余氏用桃仁承气汤送下抵当丸，不料腹更痛欲厥，马上用艾叶煎汤，洗熨少腹，结果下黄腻水很多，又下紫血块数枚，很快疼痛就停止了；又如在产后气脱案中，余氏用艾叶灸其足小趾外，两炷后稍能伸缩，断定有救，继续一边熏蒸患者，一边频频灌药，再添水再煎，再熏再灌，救患者性命。

二、忠于仲景，注释传承柯琴论

余听鸿对张仲景学说深有研究，亦对虞山先贤柯琴（柯韵伯）的伤寒思想甚为推崇，其中《余注伤寒论翼》就是余氏对柯氏《伤寒论翼》的注释，此外《伤寒六经病解》《伤寒启蒙集稿》亦是余氏以柯氏之作为底稿注释发挥而成，后两部书目前均为孤本，存于辽宁中医药大学图书馆。

除理论研究外，余氏亦将仲景思想融入实际诊疗过程中，疗效显著。如吴姓少女月水不行、少腹硬结之干血案，余氏初用桃红、归芍等活血化瘀之品罔效，后投以桃核承气汤数剂，患者下紫血块数枚，随即痛止，案后言："余读《金匮》仲圣有瘀血在少腹，或水与血结于血室，大黄甘遂汤、下瘀血汤、抵当汤，皆非大黄不可，因大黄是血分之下药也。此症若不遵古训而不用大黄，虽三棱、莪术千剂，亦徒然耳。所以仲景之书不可不读也。"又如在产后溲难案中，余氏批评时医不顾患者新产血少，盲目采用淡渗利水法导致愈利愈剧，继而引用《金匮要略·妇人产后病脉证治》中产后血虚津伤的观点："仲景云产后小溲少者，无血也。若以淡渗苦泄，更伤其阴液，则小便更少，而热更甚。急养其阴，自然溲长而虚阳亦潜。"遂以复脉汤、增液汤合导赤散合法为治。

三、调肝脾肾，消胀除满分虚实

对于臌胀之疾，余氏在其医案中提及"所以治胀病当分虚实脏腑为最要"，认为治疗胀病首先应该分清虚实，在论治上尤以肝脾肾为中心，并根据患者暴病与久病的不同，归纳病脏之偏重。暴胀者应清肝兼扶脾，参"诸腹胀大皆属于热"的观点，倡导以木制土的思想，肝木不侮脾土，脾气健旺，水湿得化，则肿胀渐消，如在季某脾泄案中，患者木土不和，脾难运化，腑气欠通，余氏治从肝脾，先服小温中丸，后予柴胡四逆散合逍遥散；而久胀者应温肾扶土，余氏认为久胀多是虚寒凝结于内，阳气不能运行，应温肾驱寒，助火生土，方如济生肾气汤等。

四、治痿两端，分清干湿疗效彰

痿证病机诸多，然余听鸿将其精练后指出："用法当简，惟干、湿二字足矣。"在辨治时分干湿，看肌肤枯润状况以及肉削或不削。若患者肌润而不削，筋脉弛纵，痿而无力，则为湿痿，应祛风燥湿，如钱姓船夫，房事不节并醉酒后在船篷裸露入睡，湿热之气内蒸于身体，湿寒之气外袭身体，在体内化热，气脉皆虚，湿热流注于经络导致两足痿弱无力，余氏先用泄热利湿之品如猪苓、泽泻及土茯苓等，再适当配伍北沙参、麦冬及牛膝等养阴调和脾胃之品相反相成，则疾病多可痊愈；若患者肌枯而削，筋脉拘缩，痿而无力，则为干痿，应养血润燥，如程姓患者一案，因过度服用燥湿药导致筋脉拘挛，甚有肌肉萎缩，余氏以熟地黄、肉苁蓉及龟板等大补之剂滋润灌溉，后患者恢复如常。

五、效用吐法，顺达郁结意义多

余听鸿对吐法的研究深刻，运用恰当，其通过反复临床实践，认为肝厥、食厥及气厥等证使用吐法见效最快，同时余氏对《伤寒论》中有关吐法的方药有独到见解，如瓜蒂散是专门引吐，解决胸中寒痰结气；而栀豉汤主治虚烦，非吐专剂，解决热聚胸膈，清宣郁热。

此外余氏认为吐法治疗意义多样：如阳明经阳气被遏，导致阴气上升颠顶而厥痛，吐法则可发表升阳，发散邪气则厥回痛止；又如初食之厥，吐则因势利导，同时通畅气机、下便通阳，倘若以枳实、槟榔等消食攻下，则邪气更秘实，反而危险；再如余氏根据"木郁则达之"，推论吐法亦可达之，调畅气机。当然余氏告诫运用吐法一定要对证，当吐则吐，不能强吐，过吐会损伤胃津，甚至造成气逆而转变成其他病证。

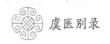

六、药食同源，善用食疗愈顽疾

余听鸿重视药食同源，临证多喜用食疗之法，如在脾泄案中，余氏治以"山芋一个，约半斤，用黄土调烂包好，置灶内煨熟，去泥去皮食之"，对此解释为山芋色黄属土，味甘入脾，气香而淡去湿，包土则以土助土，火煨则以火生土，"此等平淡之方，妙在空灵，直在有意无意之间耳"；又如在关格兼癃案中，余氏根据"精不足者，补之以味"，认为此疾植物药难以发挥疗效，只有进补大量血肉有情之品才能使精血充盈，吾赞同此理，临证常以龟板胶、阿胶及鹿角胶等补益精血；此外，余氏善用新鲜食物，如以鲜芋艿、淡海藻、淡海蜇及荸荠等治疗瘰疬，亦有疗效。

七、大医厚德，精诚至善挽苍生

余听鸿医德高尚，治病不问贫富贵贱，长幼妍蚩，皆如至亲，尽心竭力，若遇贫者，不计诊金，施药救人。

余听鸿临证之余，时常自省，其不吝表达自己的掣肘，敢于直面自身问题，而不遮掩欺诈，如在暑犯厥阴救逆案中，余氏敢于直面自身诊疗之虑，载其从一错再错到对证下药的治病过程，言："……余之小陷胸，亦切病情，乃皆不合。四逆加参，似错而反不远，合以乌梅丸，竟两剂而痊。药不中病，百剂徒然，药能中病，一剂而安……"虽世人美誉"余仙人"，然余听鸿本人虚怀若谷，曾言："余揣摩半生，尚未得医术半中之半。每临证候，恐有错误。痛惩已过，抱影自惭。"

在余听鸿的著作中，常记录他医之说，并且处处流露出感激仰慕之情，其对待师长同道始终怀有一颗谦卑好学之心，如余氏对名医邵聿修常赞许有加，又言："余有过，彼戒之；余有善，彼赞之……余深惜之"；而对于自己的医术见解，余听鸿甚为谦虚，言："先哲手泽，满纸玲珑，鄙人管窥之见，理难尽述，按经索治，割裂经文而为之论。惟愿高明心领神会，发其精义，斧削翻刊，亦鄙人之大幸也。"

结语

余听鸿医术高超，又孜孜求学，心系苍生，可谓医者之典范，其知己长，向更深广拓展，知己短，殚精竭虑弥补。余氏临证内外科皆擅，所治之疾众多，且著述等身，为虞山医派的传承发展做出了卓越贡献。

第八节 金兰升

金兰升为虞山医派代表人物，为江阴名医柳宝诒入室弟子，学成后悬壶乡里，名噪虞城。金氏上悉《内经》《难经》《伤寒杂病论》诸经之奥义，下晓历代医家之所长，诊病问疾，屡起沉疴，其临证治病注重审证求因，推崇张锡纯"衷中参西"之说，谙熟本草，为方便民众配药疗疾，创制多种丸散膏丹，用之效宏。

一、痞散为臌，病证进退细推详

金兰升以擅治黄疸、臌胀等杂病著称，对疾病预后、转归的判断经验颇丰。金氏在治疗痞病时，尤注重痞散为臌这一转归，认为某些疾病初起可见"痞满"症状，若失治误治则疾病迁延，病邪深入则可成痞块，最终可能转化为臌病。同时，在治疗过程中，虽"痞满"之症可能消退，然不可掉以轻心，应以病因病机为要，辨析病势进退，尤其是在血吸虫病的治疗上，金氏认为此病症状的改善未必代表病情好转，反而可能是病情进展之征兆，血吸虫病患者初起可仅见脘腹胀满，纳食不佳等"痞满"症状，经治后痞满感可减轻或消失，但随之腹部逐渐膨起而成臌胀，且疾病愈发深重，因此对此类疾病症状的治疗只是治标之举，而对病根的拔除方为治本之策。此外，金氏特别强调，许多疾病的反复往往与未坚持服药，或饮食不节、劳逸失调有关，故其时有"谨慎调理""多服药"的告诫，可见良苦用心。

吾临证遇到心功能不全患者，初期表现可见胃脘部痞满不适、食欲不振等，以痞证治可有一定改善，然此仅为一时之缓和，若不注意对原发疾病的治疗，病证很快就会加重，甚至出现心衰水肿，亦有部分患者会因腹水导致腹大如鼓，此与金氏所谓痞散为臌相类似，临证遇此病证当引起医者注意。

二、承柳师说，善用清透解伏邪

金兰升在治疗温病时，推崇其师柳宝诒的"伏气"之说，认为邪气或伏于脏腑，或留于经络，但必由内而发，治之须"清轻透达"，注重"得汗而解"的重要性，常以牛蒡子、豆豉及桑叶等清透邪气。如邪伏少阴，发于少阳，症见寒热往来如疟，此乃邪气欲出之势，当因势利导，以豆豉、淡芩及前胡等引邪外出，伏邪化热，留于阴分，久必耗气伤阴，须用"引阴血达于

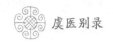

阳分之法"，以青蒿、丹皮及栀子等清透伏热，鳖甲、熟地黄等顾护营阴。又有伏邪初发于太阳，兼见暑湿伤脾之证，金氏认为此证虽夹湿热，然日久渐有化燥之象，热不外达，熏蒸于阴分，入营耗津伤阴，恐有劫津内闭之虑，病势极为凶险，当凉解营分，佐以提邪外达之品，俾汗瘖从肌肤透出，再佐以润肤渗利之品，邪从太阳腑而下达，太阳邪有出路，庶有转机之望。伏温夹食，表里不扬，以致里热甚炽，甚有蒙闭者，当进香开降热疏表之剂，俾得汗出则神识可清，待神识转清，再事清热化滞等。年老阴虚之人，复为伏热所扰，则病情愈显深重，可予淡芩、丹皮及栀子等配以鲜生地、鲜石斛及黑白胶等清阴撤邪。

此外，金氏临证擅将鲜生地与豆豉同打，鲜生地滋阴补血，与豆豉同打则兼备发表药物辛散之性，使药力直入阴分，透邪外达；又有用"生姜汁拌炒生地"者，此乃减生地黄滋腻之性，防其沉寒伤胃。

三、宅心仁厚，悬壶济世救贫厄

金兰升治病，因疗效显著，治病往往有"覆杯即愈"之效，深受"两代帝师"翁同龢赏识。金氏曾于翁氏茶厅设诊，翁称其"金君多才艺，业医颇聪敏"，曾与其协商定期至翁府应诊，后金氏觉此举不便于其余从远方慕名而来之人求医问药，思虑再三后，便婉言推辞了翁府设诊之请，决意扎根民间，服务乡里，淡泊一生。

金氏宅心仁慈，行医重医德，平素常告诫门下子弟要注重提高自身修为，嘱弟子在闲暇时多习书法及绘画，以陶冶情操，待日后独立行医之时，养成谦虚、谨慎、不慕名、不求利的品德。金氏晚年于一夕仆地昏晕，俄醒，即起而应诊，旁人皆劝稍作休整，然其曰："无妨，病者在，不可使久待。"左右为之感动。

四、笔耕不辍，著述等身多散佚

金氏临证数十载，虽诊务繁忙，却仍笔耕不辍，其著有《补缺山房医案》数十卷，续柳宝诒《惜余医案》若干卷等，惜多散佚。据常熟褚玄仁先生、江一平先生及无锡沈桂祥先生等考证，目前存世的主要有金氏门人褚健民抄《冬青医案》，金氏再传门人文济邦抄《金兰升医案》四卷本两册，金氏门人蒋志伊等抄《金兰升医案》一册、《医学刍言》两卷、《石兖医学从俎》

两卷、《医学初步》一卷，此外尚有杏林热心人士捐赠的《金兰升秘制丸散验方集》及金氏门人张泳韶所编《食物性味禁忌歌诀》。此外，上海中医药大学尚存金兰升门人张雄喜抄写《痢疾中风秘要》一册，内有"受业夫子兰升先生临症廿三年经验良方秘要"及"张雄喜学习时抄录的要"字样，由此可知此书亦可能涉及金氏治病经验。

结语

金氏学识深厚，医术精湛，临证经验颇丰，且宅心仁厚，悯贫悯苦，以济世救人为己任，淡泊名利，为当时医界所敬重。金氏临证数十载，虽诊务繁忙，仍著书颇多，惜其著作未见刊行，学识亦无人总结。幸在褚玄仁及江一平等大批中医人的努力下，终使散于民间之著作重现于世，使金氏之学得传也。

第九节　方仁渊

方仁渊，字耕霞，为清末民国初年的名医，少年遭战乱失学，中年始发奋学医，受业于名医邵杏泉，医道有成，初在无锡等地行医，后返虞山悬壶于城内草荡街，勤奋好学，谦恭待人，凡遇疑难杂症，必苦思冥索，尽力救援，屡起沉疴，因而医名鹊起，编辑《王旭高临证医案》，并撰写《新编汤头歌诀》《倚云轩医话》及《倚云轩医案》。方氏为民国初年虞山中医界的中流砥柱，曾任常熟医学会会长，其团结虞山同道抗议国民政府颁布的歧视和限制中医的《管理医士暂行规则》，获得各界人士尊敬，并创办《常熟医学会月刊》，对切磋学问，发扬虞山医学做出了重要贡献。

一、治学有方，修身明德学有识

方仁渊术湛德高，强调医者当修身明德，此为医者行医之根基，此外方氏遵儒重道，言"从古有不知医理之名儒，无不知儒理之名医"，认为医者读《黄帝内经》《难经》及《伤寒杂病论》当如儒者读《论语》《孟子》一般，用过功夫，再博览旁通，后从名师指教，以资实验，自然业精技神。

（一）慎思明辨，尽忠补过

方氏借用《左传》句，认为医者必须做到"进思尽忠，退思补过"，其

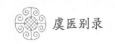

强调："若不进思尽忠，退思补过，吾不知其何等肺肠"，并对"何忠可尽，何过可补"作了具体说明："余谓临病不敢怠慢，一切利害禁忌，委曲开导，而遇万难治疗之症，亦须尽力救援，此即尽忠也，退而静思，今日所看何症，所开何方，有无率意错谬，与平日用功读书，揣摩古人方论，以供临时之用，此即补过也。"

方氏此论，实为亲身实践之写照，在其医案中屡屡可见临危大症，寒热虚实之间，必熟审再三，而后毅然处方，往往一举成功。如伤寒温病门之伍案，患者因湿温而现阳脱、神脱，方氏亟投贞元饮、生脉散及参附汤等救逆大剂，扶正救其性命；又如金案，病患虽年已七十有八，然方氏见其热盛津涸而苔黄，腹部按之作痛，遂予凉膈散，用白蜜、生萝卜汁调下，通腑泄热，又顾阴气，效如桴鼓。

（二）读书有识，去糙取精

方仁渊认为医者当常读书，以补给临证之需，言："若浪得虚名，便谓学问已高，平日懒惰，不肯读书，难免临病糊涂了事，草菅人命，医者当戒之。"其将不肯读书与草菅人命相提并论，谆谆告诫后学。

方氏的医学思想受儒学影响较深，言："别然犹须先明儒理，盖儒先格致，医也以格致为劝，否则执古方以疗今病，无益有害。"方氏所谓"儒"，是指医者需要具备一定的文化基础，而"格致"即"格物、致知"，《礼记·大学》言"致知在格物，物格而后知至"，指要穷究事物的原理而获得知识，方氏以"医也以格致为功"为主张，认为此为医者读书临证的指导思想。同时，方氏还提出医道应从源到流，系统学习，结合实际，始能有成，言："须将《内》《难》、仲景之书，用过功夫，再博览旁通，去其糟粕，取其精华，后从名师临证指教，以资实验，自然业精技神矣。"

如方氏针对朱丹溪"阳常有余，阴常不足"及张景岳"阳常不足，阴常有余"的观点，认为"一则言其体，一则论其用耳。阳有余言其体也，阴不足言其用也"。因此，运用至临床"须活泼泼地，见其果系阳虚，则温补之，果系阴虚，则凉补之。不执一偏之见，须操执中之理，斯可读古人书而无贻误苍生矣"。

又如其论霍乱（瘪螺痧），认为"方治虽多，总归无用"，可辨证运用羚羊角、黄连、桂枝、吴茱萸、陈皮及半夏等，"分其阴阳，化其湿热，清肝而温脾，温凉并进，更佐苏合香丸，芳香逐秽，颇能应手"，言："可见古书不过示人规矩，临病之时仍贵自出手眼，先想病之来路，与夫眼前脉证，再参古人议论，何处相合，何处不合，其合病者，固有定见，其不合者，也须寻出缘故，然后下笔处方，庶无顾此失彼，治虚遗实之弊。"

二、时气流行，善察节令佐辨治

"因时制宜"思想在方氏的医论医话中多有体现，其在长期生活观察和医疗实践中，发现时气为病具有"长幼之病多相似"的特点，认为四时气候不正，非时之气侵袭人体，感受同邪，不分长幼，所病证候也多相似。方氏据此归纳四时节气的变化，总结时令六气及非时之邪的特点，根据证机推演方药，往往一举奏效。

（一）湿热相合，辛苦以治

方氏认为四时之中，惟有冬末春初夹湿者少，夏令暑必兼湿，秋令亦有湿热郁遏，在初冬之时多有夏秋余湿，常发为伏暑疟痢。湿热互结，变证多端，言："热蒸其湿，湿化为痰，遂堵塞灵明，昏蒙吃语；热灼其湿，湿不胜热，遂劫液伤津；风动痉厥，湿遏其热，热逼其湿，遂胸满痞胀，呕苦吐酸；湿陷其热，并于二肠，遂下痢脓血，里急后重；湿热伏于膜原而成疟；湿阻太阴，脾不运化而成臌。"种种病情，都夹有湿与热，故方氏指出："独湿易治，独热易治，惟湿热相合，遂为难治。"认为热为阳邪，湿为阴邪，治热宜凉，治湿宜燥，若湿热两兼，凉恐助湿，燥恐助热，一有处治不当，为害滋甚，况且阳性急速，阴性迟缓，速者为迟者连带，欲速者亦迟，留恋不去。

对于证机为湿热相合者，方氏每用辛以开其湿，如半夏、枳壳、陈皮及厚朴之类；苦以泄其热，如黄芩、黄连、栀子及杏仁之属；芳香以悦脾，宜藿香、砂仁、豆蔻及佩兰之品；宣畅气分，淡渗肃降，宜茯苓、木通、薏苡仁及滑石之辈，下化膀胱，使湿与热分开，或汗或溺从气化而解，正气不至大伤，才是善治。如若化火伤阴，入营陷变，便不易挽回。

（二）秋燥夹湿，轻流以治

湿为长夏主气，湿邪致病多缠绵难愈，病程一般较长，而燥为秋令主气，夏秋两季相邻，临床上每有湿病缠绵未愈而复感秋令燥邪者，即成外感燥邪、内蕴湿邪之证，方氏称之为"秋燥挟湿"，并认为其病最杂，最难分别，言："盖夏秋之后，有病疟痢，而湿热未清者；有伤深秋燥热，而为咳

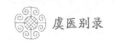

嗽寒热者；有感时令风温，而发痧疹者。"

方氏将此类证候特点概括为"口虽干而不喜饮，舌苔浊腻，热朝衰暮盛，或寒热类疟"。若有伤于秋令燥热者，症见咳嗽、胸痞、胁痛、舌苔干白及脉浮弦数大；或有感于时令风温者，症见形寒发热、畏风头痛，或面肿口干、咽痛脉浮，皆可分别治之；其中有一类最为难治者，其人既伤秋燥，复束风邪，且从前所伏湿热亦未清除，故见咳嗽痰黏、时寒时热、胸中痞满、口干不欲饮、舌苔灰腻及大便不通，此种情况既不能润燥，亦不能清利，因滋阴助湿、淡渗耗液、苦泄伤气，用药颇为棘手。据此情况，方氏认为须用轻清流利，佐以辛淡疏通气机，受此思路影响，吾临证所遇湿热伴有秋燥或肺燥患者，常以沙参麦冬汤合六一散而治，病可得解。

（三）感知岁气，道法自然

运气学说多为医家所用，以联系气候变化对人体生理病理的影响，方氏《倚云轩医话》中亦不乏运用五运六气推断发病与治则治法的篇章。如光绪庚辰年（公元1880年）夏末初秋，熏风拂拂，病人亦甚少，至中秋后，民多病寒热起伏、似疟非疟、朝轻暮重，苔白舌红、脉濡数、胸痞、渴不多饮，延至二三候不变。当时之医家以常年治伏暑之法治之，多不效，改用凉剂，其热更甚。方氏分析庚辰岁岁运属阳金，为太阳寒水司天、太阴湿土在泉，金为母、水为子，以寒水司天而逢金运，子居母上为逆，民遂疾病，故以败毒散加减投之，应手而愈。

方氏遣方之效速，源于其对岁气变化的灵活感知，其言："因思常年暑湿交蒸，湿易化燥，一候外即见苔黄渴饮，热陷昏谵，故宜清化。今年有湿无热，所受者均寒湿耳，即或化热亦湿胜于热，终不化火，故药宜辛通不宜凉降，以凉降为湿邪树帜，胃气益伤，太阴告困，少阳之气愈郁抑，故往来之热更甚而无止期。"常者见热久不退，投以苦寒凉降不效，便改以硝黄攻下，反致胃气重伤，变证蜂起，多致不救。其人不知脾胃被湿邪所困，即便有热邪亦是湿中夹热，热邪虽宜凉苦，湿邪必须辛散，若只知治其热而进凉苦，不但热邪不去，反会苦寒伤胃，中气愈陷，湿邪愈困，故只宜辛润以降阳明，不宜概用硝黄以攻伐。

三、中风非风，本气自耗内伤病

历代医家治风之方，多以小续命汤为主，方氏大胆质疑，因中风一证，来路甚多，见症不一，然其要必以内伤肺气肝血、腠理虚而营络空虚为主。方氏援引《内经》"年四十而阴气自半也"，指出所谓阴气，即五脏真元之气，津精血液都包括在内，真气暗耗，不能捍御外邪，致邪风直中经络脏腑，较《伤寒论》之伤寒中风，不可同日而语。然多有医家以麻黄、桂枝、川芎及防风等解表之药治之，如愈风汤、防风通圣散及大秦艽汤之类，虽稍有变换，然风药均居其大半。对此方氏告诫："夫风药多燥，血虚者忌燥，风药多辛，气虚者忌辛，而欲治卒倒偏枯、口眼㖞斜、四肢麻木之证，恐多不合。"

方氏分析众多医家之所以用续命汤治中风，当本于仲景先师，多言"仲圣乃千古医祖，遵循不暇，何敢异议"，然方氏自出心裁，于此推崇刘完素、李东垣及朱丹溪三大家。刘氏认为风病多因热盛，其病机在于心火暴甚，肾水虚衰，阴虚阳实，导致热气拂郁、心神昏冒、筋骨不用、卒倒无知；李氏认为中风非外来风邪，而是本气自病，形盛气衰多有是病；朱氏认为西北方风寒土燥，为风所中，东南气温地湿，病中风者，皆湿生痰，痰生热，热生风也。方氏总结以上三家所论，谓之风从内出，皆主内伤，其强调古人之说亦须辩证看待，不可盲目随从，言："可见医学之难，庸浅者固多杀人，即博洽高明者亦难免不杀人。读书考古，恐古人亦多未是处耳。"

此外，方氏留意到张景岳于中风门中，特立非风一门，后附厥逆一门，意为前人之所谓中风，亦当涉及《内经》之所谓厥逆也。中间所述经文，虽不尽似中风，而似中风者不少，故另立厥逆一门，赘于非风之后，有时亦可以中风之方治厥逆之病，使后学者了解中风与厥逆之相关性，明其联系与区别。方氏对此大为赞赏，认为"振聋发聩，此景岳之胜人处，勿草草阅过"。

四、温病误汗，谆谆诲诫存营阴

读《伤寒论》可发现大汗容易损伤阳气，甚至亡阳，正如喻嘉言所论："太过则邪未解而先扰其营，甚则汗不止而亡阳。"沈金鳌《杂病源流犀烛·诸汗源流》亦言："汗多不止，真阳亡脱，名曰亡阳症。"对此方仁渊亦有解释，言："盖过汗亡阳，由其人表气素虚，大汗后，营血中之阳气亦随之俱出，一发无余，遂至一身阳气顿空，故显少阴证象，而用姜、附、术、芍以救其逆。"同时方氏又强调误汗亡阳者少，亡阴者多，提出"温病误汗亡阴论"，言："若温邪自里达表，发汗本在禁例，设不当汗而汗之，其肺胃之阴液顿亡，热邪遂之化火，火逼心包，神明内乱，谵语厥逆，火窜经

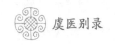

络，风动搐搦，苟非误汗而亡其阴，虽有温热，阴津尚足御之，不敢如此猖獗也。"又援引《伤寒论》中"太阳病若发汗、若下、若利小便，此亡津液，胃中干燥，因转属阳明。不更衣，内实，大便难者，此名阳明也"，佐证因误汗而亡阴液，继而转入阳明，遂化火至昏狂痉厥等证。

在方氏医案中，记载不少因温病误用麻黄发汗而致痉厥昏谵者。如一唐姓患儿，患春温而误服麻黄，大汗后，遂厥逆不省，风痉搐搦，两日不定，举家惶措，方氏用生地黄、麦冬及天花粉等使患儿获愈；又有一徐姓患者感于湿温，误服麻黄，汗沾衣，即变神昏谵语，舌苔灰干，昼夜烦扰，方氏予之鲜石斛、沙参、羚羊角及石膏等药而愈。诸如此类，皆因误汗而亡其肺胃阴津，"遂至入卫入营，燎原之势不可向尔"。方氏总结自身治疗温病误汗的经验，将其概括为"夺血无汗，夺汗无血，血为阴也，汗亦阴也，汗出阴亡，则温邪无所顾忌，犹风助火热，烈焰更张"，其谆谆诲诫后人，温热证保阴甚难，而亡阴甚易，故治疗温病须时刻注意存护患者营阴。

五、阐释膜原，祛痰行水以治疟

医家对于"膜原"的具体位置和形态多有争议，方氏认为"膜"为脏腑之外，肌肉之里之膜窠，"原"为六腑之穴，并提出"原"之说有二：一则出手足四关，为筋骨交接处之穴；一则在脐下，为人生命十二经之根本。邪气横连膜原，则常见痰涎横阻于胸膈之膜、深连脐下之原，此种疟邪屡经解散，风寒虽去而疟不休者，是由于其根未绝，为此方氏认为此种疟邪的根源在于水饮痰涎，应当用常山劫痰行水，以截其根。

针对这种情况，方氏专列一方，用常山、巴戟天及牵牛子各五钱，水酒各半煎之，煎药半熟时入鸡子两枚，勿损壳入药中煎熟，先服一半药，即服鸡子一枚，忍一时许，自然吐出黏痰，再将前药一半服之，再吃鸡子一枚，自然利下黄水，则疟不作矣，服药须在不发日，屡试屡验。此方中常山劫痰截疟，牵牛子逐水消痰，达右肾命门，通下焦郁遏，巴戟天温肾利水，兼有强阴益精之力，三药共奏祛疟劫痰之功。方氏在批注中言："盖肺下之原深连右肾命门，故必用走肾走命门之药，驱逐痰水，方能绝其根本，而疟乃效。"如果是久疟及高年虚弱者，则需先服补脾肾、和营卫之剂五六帖，再服此方。

对于先前医家治疟之法，方氏评价道："余于三疟，每为所诎，古方甚多，浅者效，深者多不效。"指出前人论疟，以为邪在半表半里，属少阳之界，多用柴胡汤加减，却不知湿热之邪与伤寒不同，虽属半表半里，并非少阳为病，实为邪在膜原，是太阴阳明受伤，柴胡汤多不见效。湿邪易困太阴，热邪易犯阳明，脾胃位居中州，湿热久顿，脾胃受戕，脾失输布之司，胃乖顺降之道，湿热相遏，横连膜原。热重则热起伏，朝衰暮盛，而为伏暑；湿重则往来寒热，而成疟疾。尤其是对热重之症运用柴胡，是愈加劫其肝阴，且提其阳火。

六、论治烟痢，扶脾肾兼攻邪气

清代中晚期鸦片烟毒猖獗，其危害受到医家的关注，他们著书立说，宣传鸦片的危害及防治方法。方氏著有《烟痢论》以佐鉴资，其注意到鸦片吸之者众，受病不一，尤痢为重，医者多以为不可治，若是寻常痢疾，古人言之已详尽，然此烟痢未经人道及。

方氏提出烟痢病机多以脾肾败坏、津气两亡为主，兼感邪气。鸦片为罂粟壳熬炼而成，其味苦寒，其性收敛，对火吸之，寒性虽减，然苦味与收敛之性不移，吸之年久，肺气日耗，肾精日竭，脾胃失其转运，则谷食日渐减少，嗜好愈重，谷食愈减，五脏资生之精气日损，偶然外感六淫，内伤积滞，脾家升举之气下陷，则生痢疾。因此，方氏认为烟痢并不是不治之疾，只是它的治法与寻常痢疾有异，具体而言：若形寒发热，外有表邪者，用败毒散提散之，腹痛后重者，用香砂、槟榔攻导之，有热湿则清而化之，有寒湿则温而通之，此皆与寻常痢疾同一治法。所不同者，凡用攻法，须退一步，不可过分，当处处照顾脾胃精气，绝不能使脾胃败坏，患者服用三五日攻伐之药后，虽表里之邪尚未全清，当应以扶脾益肾为主，同时疏通卫气，和营养血，言："视邪留何部，稍佐撒邪之味，使正旺邪却，不可再用攻伐。"

若无形寒发热之表证，或无里结腹痛之里证，而仍便下脓血，或下深黄如坏酱者，即为脾肾关门不固，阴精阳气大虚之征兆，须用纯甘壮水益气，佐以摄纳肾气之品，如人参、甘草、茯苓、白术、当归、地黄、枸杞子、芍药、补骨脂、赤石脂及禹余粮等。如见舌干口渴、津涸阴亡者，佐阿胶、麦冬及石斛等，以养其液，切勿用苦寒凉降之类，因苦寒伤胃，凉降伤脾，胃伤则纳减，脾伤则气陷，精气愈加衰败。如见口干舌红或光剥而不喜饮者，此阴中之阳不足，宜佐桂附、炮姜之类，助阳气以生阴津，甚者加入鹿茸才能有效。如日久而痢犹不止，佐以涩敛之味，于温补之中加入禹余粮、赤石

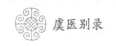

脂、石榴皮及罂粟壳（现已禁用）之类，变煎为丸，或仿李东垣之法，佐以升阳益气之类，但不可只用升涩，以防肝肾阴精不支，虚阳转而上越。

论脉象，方氏认为烟痢者以微弱缓小为顺，弦大数急为逆。烟痢脉之缓弱，为阳气之虚，相对而言疾病尚且平稳，然弦大空豁，为脾肾之伤，不可看作邪滞壅盛，正如方氏所言："盖脾肾精气空虚，水不摄火，致脉见浮弦空大也。"若见数脉，不可认为是热象，盖患烟痢者本虚，热亦属虚热，不可乱投苦寒。若见脉象数大鼓指，按之中空者，属于水不济火，虚火上泛之征，宜于纯甘壮水中，佐以桂、附，以引火归原，此相反相成之反佐法。

论舌苔，吸烟之人灰黄垢腻者居多，需要询问患者平日苔色是否如此，不能以为湿热内盛，即用香燥攻伐。若见尖红干裂，为中气大伤，阴津干涸，切忌苦寒，尤戒香燥，宜用甘凉温润，养其气而助其液。若舌象干光色紫如猪肝，为肝肾败坏，即便大进温润也难以救治。

论小便，烟痢者比较特殊，即便没有湿热下注，小便亦大多短涩黄赤，患者已见虚象，不可误以为湿热未清而投以渗利，则更耗津液。

论兼证，若神倦吃语，呼之则清，少顷复迷，此为精神失守，或中焦夹有痰浊，并非热入包络，痰阻关窍，不可用芳香开窍，宜守甘温补益。若口糜，为胃中虚火上泛，呃逆则为胃气虚寒，肝肾阴火上冲，均为不治之症。方氏描述为："形如烟熏，肠如直筒，痢下五色，昼夜无度，脉弦急，胃中谷食不进，此先后天俱败，五脏真元告竭，常痢见此犹不可治，而况烟痢乎。"

七、产后慎辨，不独补法慎实变

方仁渊提出，虽然产后病以虚证为主，实证较少，然不可以补法统而概之，因妇人产后，营血空虚，肌腠不固，六淫之邪更易侵犯，其举例："若感受温暑之邪，则易劫津灼液，动风化火，真气既耗，内陷昏痉。汗法为大忌，下法亦宜慎。治宜救阴化热，略佐通瘀。"方氏在《倚云轩医案》中附上产后病案，患妇壮年暴病，脉证皆实，故治以清热泻火息风，热退风平，暴证宁息，后气营两虚，即进补气养营之品，以善其后。方氏强调："惟不可以产后大补为治，有别证从末治之。恐虚中有实者，受其殃咎。"此正是仲景"观其脉证，知犯何逆，随证治之"精神的体现。具体而言：若因产后胞脉空虚，邪毒乘虚入侵直犯胞宫，或邪毒炽盛，与血相搏，则当清热解毒，凉血化瘀，用金银花、蒲公英、蒲黄、牡丹皮及赤芍等；若产后恶寒发热，肢体酸痛，则当养血祛风，疏散表邪，用川芎、白芷及荆芥等；若产后恶露不下，色紫黯有块，腹痛拒按，则当活血化瘀，和营退热，用川芎、桃仁、丹参及益母草等，切不可犯虚虚实实之弊。

八、谨察阴阳，阳虚易治阴难调

方氏于读书与临证之中思量揣摩，提出"补阳易补阴难"，其认"阳虚者得甘温之助，元气日见起色，阴虚者进甘凉之剂，即元气尚可支持"，然甘凉虽补阴不易伤阳，却缺少生生之气，与胃气不相适宜，其言"阴精已伤，阳气必亢，欲补其气，犹恐助阳，欲补其阴，终必伤胃"，从补气求治，反而容易助阳伤阴，而从补阴入手，又有清凉滋腻碍胃之虞，导致胃气日益衰败，后天生气竭绝，终至水穷山尽，此补阴不易之理。

《倚云轩医案》中记载一钱姓男子，"寒热转疟，疟转为痢，病经两月"，先前频进清补，然湿邪未去，反致阳气大伤。患者渴不欲饮，舌白燥灰，痢下无度，脉弦而涩，病情重险。方氏分析此人虽阴津已竭，然清补之法反助湿邪，困遏中阳，所幸胃脉和缓，稍能纳谷，尚有一线生机，遂用附子理中以温中焦之气，升阳益胃以提下陷之阳，转机乃吉。由此可见，阳为气，阴为质，万物必先气至而后质生，阳生方可阴长。

结语

方仁渊上宗《黄帝内经》《难经》及《伤寒杂病论》等经典之作，下崇后世历代各家，医术精湛，立言立行，辨证精审，灵活机变。同时诊余笔耕不辍，所著《倚云轩医话》及《倚云轩医案》等流传后世，为虞山医派重要的医学典籍。此外，方氏为国利民，心系中医之存亡，为祖国医学的传承发展做出了重要贡献。

第十节　陶君仁

江南名医陶君仁先生为继缪仲淳、柯琴、钱潢及余听鸿等医家之后虞山医派又一代表医家，其深受张仲景《伤寒杂病论》及张锡纯《医学衷中参西录》学术思想影响，对本派先师医学思想更是有所继承发展，并曾先后师承孟河及澄江等其他医派，集百家之长，融会贯通，形成了自身独特的医学理

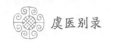

论体系，在虞山医派发展史上具有承前启后作用。陶师临证用药新奇，既不拘泥古方传统，又不失辨证缜密，知常达变，在当地享有"陶半仙"美誉，现将其部分临证思想进行归纳整理如下。

一、肝生百病，杂病善从柔肝论治

柔肝是陶师学术思想中最具代表性的治法之一，其认为肝为刚脏，切不可以刚制刚，若疏肝太过则劫肝阴，清肝太过则伤肝气，补肝太过则碍气血，唯有柔肝和枢、以柔克刚最为恰当，其在各科杂病治疗中皆有涉及，屡显奇效。

（一）柔肝和胃调中焦

陶师认为，肝胆、脾胃同属中焦，其病变往往相互影响，故治疗时亦应相互顾及，正所谓"见肝之病，知肝传脾，当先实脾"；而脾胃之病，土虚木郁，治宜柔肝。如其创立之柔肝饮，由生白芍、生甘草、生麦芽、生木瓜、绵茵陈、嫩连翘及薄荷梗（后下）7味药组成，全方共奏养血柔肝之功，不仅可运用于肝胆病治疗，在脾胃病中亦被广泛运用。其强调柔肝药物应恢复肝脏之气机升降，枢机和则肝可主疏泄，中焦病亦可自行恢复，故在临证用药时常注意茵陈、薄荷、嫩连翘、半夏及麦芽配合运用；此外，和一般医家不同，其运用柔肝法治疗肝胃病时更重视柔肝胃之阴，认为肝体阴而用阳，肝用偏亢，肝阴必伤，胃阴亦必受损，治之必须兼顾肝阴、胃阴两个方面，方可取得较好疗效，故在柔肝处方时每每加入生白芍、生甘草、木瓜及酸枣仁等，取仲景芍药甘草汤养肝胃阴之意，是对虞山医派缪仲淳先师"甘寒滋润益阴"养脾阴思想的继承发展。在前期经验基础上，目前该方的制剂工艺在陶师生前医院被进一步改良，并作为院内制剂广泛运用于肝胆、脾胃病的常规治疗中。

（二）柔肝养血治痹证

痹证发病除风、寒、湿三气杂至，痹阻经脉外，尚存肝筋失养之因。肝藏血，血养筋，若气血不足则肝筋失于濡养，屈伸不利，不荣则痛，此陶师治痹首推要诀，故其在痹证临证中，往往配合柔肝治疗，治愈大量久痹肢萎患者，此外该思路同样适用于产后失血过多导致筋脉失养痹痛的产妇，如其曾治一温姓高龄产妇，由于产后大出血，痹痛不止，陶师在柔肝饮基础上配合酸枣仁、枸杞子、何首乌及山茱萸共奏养血柔肝之功，5剂而愈。

（三）柔肝藏血治血证

对于血证的治疗，陶师深受缪师《先醒斋医学广笔记》治血三要法的启发，其认为肝为刚脏，喜条达而以升为畅，肝郁化火又可影响其藏血之功，导致血证者居多，同时肝主枢机，枢机不利则他脏常受其害，机体内诸多血证每每与肝相关，故其治疗时应注意补肝柔肝，此为对缪师"宜补肝不宜伐肝"治血思想的最好诠释，如其曾运用柔肝降气法治一肝胃有热，迫血妄行之胃溃疡吐血男性，药用柔肝饮配合仲景旋覆代赭汤，5剂而愈，随访一年，吐血未作，其用此法亦治愈一木火刑金咯血患者，而此配合运用降气法亦是对治血三要法"宜降气不宜降火"的继承；后世有医家运用柔肝饮配合竹叶、茜草根、白头翁、地肤子及生山药治愈一肝肾阴虚，相火内炽，下迫膀胱的血淋患者，正是对陶师柔肝治血思想的延伸。

二、反复临证，异病同治辨病机

陶师临证勤求古训、融汇新知，通过反复临证，并运用科学的临床思维方法，将理论与实践紧密联系，以显著的疗效诠释、求证前贤的理论。以中医传统治则学思想异病同治为例，该思想重视对疾病整体病机的把握，为仲景辨证论治理论的重要体现，陶师可谓将该思想发挥到淋漓尽致，其常对两种截然相反表现的病症运用同一治法方药，如曾用补中益气汤分别治疗同一胃病患者久泄、便秘不同病变阶段，皆获良效，其对此患者不同阶段的病机诊断皆为中气不足，久泄者中气下陷，而便秘者运转无权，治疗时正治、反治灵活运用，相得益彰；此外，其用该方治疗失溲、癃闭两个不同临床表现中气不足患者，亦获佳效。上述陶师用药之成竹在胸虽然神奇，但正是其在大量临证基础上对"证"准确把握的体现。

三、辨证外治，内外合治并齐驱

中医外治疗法在几千年中医历史上有着举足轻重的地位，历代医家对外治法都有推崇，清代著名医家吴师机亦发出"外治之理即内治之理"之感慨，虞山医派中同样外治大家辈出，陶师外治深受晚清名医余听鸿等外科心得派学术思想影响，强调辨证外治思想，临床所治范围其涉及内、外、妇、

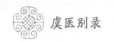

儿、骨伤及肛肠诸科，如其首创治疗湿热型痔疮、肿胀、出血之复方黄连油膏，该方以黄连、黄柏清热燥湿解毒；地榆、紫草清热凉血、止血；元胡、大黄活血化瘀，行气止痛；当归补血润燥，消肿止痛。全方具清热燥湿、凉血化瘀之功。目前该方在国内肛肠科临床中被广泛运用，现代研究表明其对患者术后肛痛、出血具有良效，已形成了中医肛肠特色外治疗法之一；此外，陶师运用生石膏药浴治疗小儿高烧不退已在当地传为佳话，此为其内病外治思想的体现，对后世儿科运用药浴疗法退烧具有重要启示作用。

四、知常达变，善用生药起效速

中药饮片有生、熟之分，两者在药物归经、四气五味、升降浮沉等药效属性上皆有所不同，陶师对不同中药生、熟属性皆有精妙认识，临证时尤善于生药的运用，如其在柔肝饮中多药皆为生用，此取生药药性直接，直达病所之功，如其在麦芽的运用上即是最好代表。历代医家对麦芽的运用，多为炒熟用之，而陶师在继承张锡纯思想的基础上，善用生麦芽，正如陈修园所谓，麦芽生用能升发肝气，遂能起条达之用，可谓特识，此与人之生理特性及诸多疾病病因病机相契合，而该方中生用白芍、甘草及连翘亦有异曲同工之妙。此外，陶师在急腹症临证中尤擅生川军、生白芍、生石膏及生赭石等生药的运用，在急性胰腺炎、急性肝炎等疾病治疗中发挥了重要的作用。

五、量辨思想，剂量多变不拘泥

中药药物剂量运用是中医秘而不传的精髓之一，正如孙思邈《千金要方》所言："江南诸师秘仲景要方不传。"然其剂量之核心在于对药物属性及病证特点的准确把握，同一药物由于不同剂量作用效应及作用对象差异，医家在临床运用时对其量效关系的把握可能存在一定难度，陶师在临证时，深得盐山张锡纯真传，非常重视定量辨证思想的运用，此不仅体现在临床证型的辨析，亦同样涉及论治方药的选择，同一药物剂量范围往往变化很大，如其运用平肝通腑降逆之代赭石时，剂量从3g至上百克不等，其中肝胃不和、腑气不通者3～15g，肝阳上亢、血证患者可高达30～60g，而急腹症时甚至用至上百克；又如山茱萸的运用，肾虚津亏者3～12g，而虚证汗出、肝虚痹证者可高达60g至上百克。此外，陶师用药剂量多变的特点不仅在于其针对不同疾病所用药物剂量范围不同，更在于其病证结合的动态用药思路，临证紧密结合四诊资料尤善舌诊运用，其根据舌质、舌苔的动态变化过程适时调整用药，真正做到因人、因时、因地制宜。

六、继承创新，序贯给药稳疗效

仲景是中医序贯疗法的鼻祖，如其针对阴阳两虚患者阳易复、阴难生的特点，采用甘草干姜汤证、芍药甘草汤证序贯给药；又如其治表邪太甚时先针刺风池、风府，却与桂枝汤则愈之内外治序贯治疗，此治疗思路为陶师形成分期给药理论奠定了基础。其早年临证时发现，诸多病证尤其是湿邪黏滞，病程日久患者在初服中药时往往效果明显，然续服时日后，其效应却逐渐下降，此并非药不对证，而是机体对药物吸收及敏感性有所下降，此刻应该适当调整方药组成，配合调理脾胃，如增加生白术、生麦芽及生甘草等，以利于药物吸收；同时序贯运用理气调血药物，如绿萼梅、砂仁、丹参、粉丹皮及蓬莪术等，以增加机体对药物的敏感性。此外，陶师序贯给药有时不拘泥于传统方药，应四时之气而治，其曾治一寒冬高烧不退昏迷患者，诸药不效，百思不得其解，突抬头见瓦楞上结着数串冰凌，遂嘱人拿梯取下，缓慢滴入患者口中，一炷香工夫，患者有所起色，知此治疗对路，于是继续给予十余串后，患者苏醒，遂继续给予安宫牛黄丸、白虎汤类治疗，一周后愈，其后按语："此冰凌乃冬日白虎汤也。"此不拘古方、敢于创新的序贯治疗思想为后人治疗诸多疑难杂病提供了借鉴。

七、膏方辨证，但须重视先后天

膏方又称膏滋、煎膏，与《金匮要略》之"煎"相类似，是中医常用八剂之一，在江南地区比较盛行。陶师在诸多慢病临证中甚重膏方运用，认为其不仅为滋补之品，更是诸多疑难杂症之证治良药，药力虽缓，然可绳锯木断，水滴石穿，杂病用之甚效。

关于膏方的运用，陶师始终遵循药多仍需辨证，否则将"杂乱无章，犹如乱石砸鸟，所中不多"。其融百家之长，形成了独特的辨证施膏思路，如肝胃不和者加自创柔肝饮（由生白芍、生麦芽、生甘草及绵茵陈等组成）；木火刑金者配黛蛤散及自拟龙蚝汤（由龙胆草、栀子、灵磁石及生牡蛎等组成）；痰多者加川贝杏仁饮、三子养亲及二陈汤，同时陶老认为血不利则为水，但凡痰多者，多伴血瘀因素，故其在化痰同时喜配乳香、没药、丝瓜

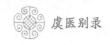

络、广郁金及桂枝等活血通络之品，往往事半功倍；而对于腹气常有不通，便秘甚有呕吐者，唯恐运用膏方滋腻碍胃，加用仲景旋覆代赭汤和胃降气，则诸虑不存也。

此外，在辨证施膏同时，陶师仍非常强调顾护机体先、后天之本，盖先天为精血储备之库，后天为气血生化之源，临证无论运用膏方养生保健，或是调理慢性顽疾，皆应识此。故常用六味地黄丸、二至丸、左归丸及右归丸等滋肾精，补元阳，运用八珍汤、补中益气汤及水陆二仙丹等调理后天气血，尤对膏中人参运用极为讲究，认为人参益气养阴同时，兼可行气活血，以防膏方滋腻，故对于气虚明显者甚用吉林参、东人参等名贵之品研末收膏。

八、经时合方，时方可仿经方法

陶师十分推崇医圣张仲景之说，认为其为中医学之灵魂，常须识此而一日不敢怠慢，先生自幼便对仲景之说熟读于心，临证更是能遵先师之法而有发挥，继承创新。正如其所创柔肝和胃之经典方柔肝饮，即是对仲景四逆汤的创新，方中用茵陈代柴胡以防柴胡劫肝阴，用麦芽代枳实以防枳实破肝气；又如其在仲景风湿三方基础上适当变通，加用羌活、独活、川乌、草乌、秦艽及木瓜等组方治诸多寒湿痹证，效如桴鼓；再如其运用桂枝加桂汤治奔豚气时，常喜肉桂、桂枝并用，以达引火归原之功，再加龙骨牡蛎而增其重镇平冲之效，更合柔肝饮柔肝降逆以消肝郁之弊，经方时方配合相得益彰。

九、衷中参西，推崇盐山寿甫说

陶师勇于接受科学真知，对"汇通学派"代表人物张锡纯致力于中西汇聚沟通的探索精神，深感赞叹，对其敢于创新、注重实践、善取众长，又多发挥的治学精神和开中西医联合先河之举，深为膺服。先生认为：中西医学说虽异，其理不无"汇通"之处，两者各有所长，当相互借鉴，互补其短，执意排斥、俨然对峙、因循守旧，最终犹如春蚕作茧，困死其中。

此外，先生对张锡纯的遣方用药更是推崇备至，常喜借鉴其临床辨治思路，有时甚至是原方复转，其在学生带教过程中，更是把《医学衷中参西录》作为入门必修课程，对南北中医学术理论融合具有重要推动作用。如其上述所论柔肝饮，临证加用木瓜、白术及茯苓等以强其柔肝和胃之功，合用酸枣仁、山茱萸及五味子等以增其柔肝养血之效，即是对张氏柔肝思想的继承；除此之外，陶师对寿甫镇肝平肝理论亦是推崇备至，常运用龙骨、牡蛎、代赭石、灵磁石及海蛤壳等治疗肝阳上亢之咳嗽、鼻衄、眩晕、头痛及中风诸证，每每用之皆效；而陶师对张氏固冲止崩理论的运用更是炉火纯青，所用固冲汤不仅治疗女子崩漏经多，而且可治带下异常，甚至对汗出过度、胃酸分泌过多所致嗳酸等内科杂病亦信手拈来，常推崇此方为寿甫收敛固涩第一方。

十、阴阳互法，相反相成治疑难

中医治法众多，然不外阴阳，针对难病病机复杂特点，临证时可考虑阴法、阳法相互配合，正所谓"相反相成稳疗效"，以仲景桂枝汤中桂枝、芍药配伍而言，发中有敛，敛中有散，发汗而不伤正，敛阴而不留邪，三泻心汤之辛开苦降以恢复中焦气机升降，后世钱乙《小儿药证直诀》所载六味地黄丸之三补三泻，补泻结合之法亦为阴阳互法的代表，以达补而不腻、泻而不伤之目的。

陶师临证用药亦每每喜相反相成，如其在活血同时往往加以止血，以防活血太过破血伤血，而止血同时亦喜配合调血之品，而达止血不留瘀之目的，故治瘀惯将丹参、蓬莪术、京三棱、桃仁及红花等调血药与三七、茜草及蒲黄等活血止血之品相须使用；又如其在治疗淋证时并非一味通利，亦常配合升提之药，临证时每每加入桔梗一味，寓欲降先升之意；再如其在治疗肝气郁滞，肝胃不和之证时，往往联合运用升肝气及平肝火之法，一者一升一降恢复肝气之调达，二者升降相互制约，防止所治有所偏颇。

十一、治法灵活，制剂药径皆多样

陶师熟读《伤寒论》，认为此为"活人之书"，在救治患者同时亦可启迪后世，具体运用时当反复推敲，汲取其中活法而不可拘泥。临证除推崇仲景辨证用药之精妙绝伦外，常为其中所载制剂工艺及给药途径所深深折服，故常喜效仿先师之精髓。如其曾治一中医诊断为疫毒急黄，西医诊断为急性肝衰竭、肝昏迷患者，联合运用中医涤痰开窍之汤剂、解毒泄热开窍之丸剂、清热通腑之栓剂、透热转气之皮肤洗剂等多种剂型，且其给药途径亦是非常

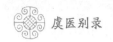

巧妙，鼻饲（昏迷时）、口服（清醒后）、肛塞、灌肠及皮肤擦拭等相互配合，共奏清热涤痰开窍之功；又如陶师运用生石膏药浴治疗小儿高烧不退，在当地已被传为佳话，此为其特殊药径思想的体现，对后世儿科运用药浴疗法退烧具有重要启示作用。

十二、补法考究，善用血肉有情品

血肉有情之品是指动物类中药中具有补益强壮作用的部分，陶师认为此类药物运用时药少、力大、效专，是不可多得的补养佳品，故在膏方临证中必有所加。然此类药物运用时亦有所偏颇，不可泛泛而用，否则适得其反，当注意要领。

首先当辨证运用，澄清了世人所谓"凡人皆可补"之传统认识误区，提出平和之人切勿峻补，补之则正气反颓萎，此用进废退之理，此外临证当区分营血亏虚、阴虚火旺、阳虚不振、瘀血阻络等诸病机，随证治之；其次当需注意此类药物之兼效及配伍以增其临床疗效，如鹿角胶温阳亦可通络，阿胶养血亦可止血，而龟板胶滋阴亦可潜阳，并常需配伍鳖甲以增疗效，然此类药物滋腻，临证可适当配伍健脾、理气、活血及消食之品以减副增效；再次当适时总结此类药物运用经验，以用之更合理有效，如精亏络痹之痹证、产后血虚体痛者可运用鹿角胶养精血，温通络；阴虚阳亢之头痛、眩晕及失眠者则将龟板、鳖甲及阿胶相须配伍以滋阴潜阳；营血不足之咯血、淋证及崩漏者可运用阿胶养血止血；肾虚精亏，肾不纳气之哮喘则可运用紫河车或脐带补肾填髓，纳气平喘；对于阳结于上，阴涸于下之噎嗝一证，则采用韭菜配合牛乳疗法辛开润燥，安中增液。

十三、搜剔风湿，擅用虫类达峻效

虫类药的特性是行走攻窜，具有搜剔风邪，祛瘀化腐，除湿通络，宣痹止痛，消肿散结等功效，善治经脉痹阻类及诸多皮肤瘤病。陶师非常擅长运用此类药物，起效甚速，如全蝎、蜈蚣及乌梢蛇治痹痛，又如在上述常用虫类药基础上，加蜗牛、斑蝥，烧酒浸泡擦拭治牛皮癣等诸多皮肤顽癣；再如运用地龙、水蛭研末冲服治疗妇人带下过多，短期运用仲景抵当丸治疗少女闭经等，用之效验；此外亦可运用穿山甲急治肠痹（急性肠梗阻），寓攻于补，去瘀生新。

十四、寒温一体，辨证用方时令议

陶老非常推崇虞山医派先师柯韵伯"温病症治，散见六经"之寒温一体思想，认为伤寒、温病同宗同源，临证不应将两者割裂；且始终遵循本派先师缪希雍"伤寒时地议"的思想，临床用药尤其重视把握时令，而不必刻意区分伤寒方或是温病方。

先生在先人理论启示下提出了四季治疹法，即是对上述学术思想很好的诠释，该理论认为，天时有四季，治疹有四法，春季风温为多，当以清解疏畅为要，方用银翘散、桑菊饮之类；夏季时令伤阴，肠腑秘结发疹者，多以承气汤类通腑泻热为治，若暑湿偏重者则以清热化湿为主，方用甘露消毒丹合三仁汤之类；秋季干燥皮疹者，当以养血润燥为先，正所谓治风先治血；冬季寒邪闭表者居多，以麻桂合剂开腠甚佳，此仲景治痒妙法也。当然，陶师在提出四季治疹法时亦强调，此为罗列疹治常法，不可过分拘泥，应以临床证候为要，陶师这种常法与变法相结合的辨证诊疗思路值得我们后世医家临证借鉴。

十五、养心安心，注重从心治难病

陶师临证亦甚重视养心，杂病善从心而治，如其曾治一君相火旺遗精患者，先以金锁固金丸方收涩固精，然遗精更甚，思虑再三，转投清心饮方，并谆谆告诫患者力排淫念，健康向上，果立竿见影，先生认为《素问·六节藏象论》："肾者主蛰，封藏之本，精之处也。"然少壮之体，心有妄想，"以致君火摇于上，相火炽于下，则水不藏而精随泄"（《景岳全书》）。初主固涩，遗泄益甚，以此病乃心、肾共主，不可独治其肾，而应清心滋水，水火相济，阴复火敛。

除药石之外，先生临证亦重于调神，此求全之道，其强调，药石可能治标，而安心才可长久，故其在诸多疑难杂病治疗中往往配合心理疏导，注意消除患者致病心理，则病愈功倍，此确是符合现代医学心理学的研究课题。

十六、滋阴潜阳，明辨虚实真假观

陶师秉承虞山先师缪希雍之"内虚暗风"思想，临证明辨虚实真假，其曾治一崔姓患者，平素体实，脾气火暴，常与邻里发生争执，此次突发失

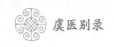

语，半个时辰后有所恢复，右手麻木，较前感力亏，并时有震颤，舌红苔黄，脉浮滑，患者体实火旺，虽舌脉皆示为实证，常理当以祛邪为主，然其由内火实则阴水不足，水不涵木所致，此至虚有盛候，即缪师所谓内虚暗风，当滋阴潜阳，若误攻则有虚虚之弊，此虚实真假之辨，故以镇肝息风法治之，起效甚速。此外，本案之平素调理亦甚为重要，当惜精养肾，以防再中。

结语

陶师在长期的医疗实践中，始终秉持"道、医合一"，其医术精湛，医德高尚，尤擅疑难杂症辨治，在肝胆、胃肠病，心脑血管病诊治方面积累了丰富的经验。通过对陶君仁先师临证思想的探析，为后世医家了解虞山医派的传承及发展轨迹提供了线索。

第十一节　裴雁宾

裴雁宾，又名裴鸿，为虞山医派裴氏儿科第十四代传人，其幼承家学，熟读《黄帝内经》及《伤寒论》等，以儿科驰名，其中以裴氏家传"裴麦粉"最为有名，即将各种中药研磨放入小麦粉中炒制，以更好顾护患儿的胃气，以及提高其服药的依从性，丰富了中医儿科的治病思路。裴氏重视小儿脾胃的思想对虞山医派儿科运脾思想的产生具有重要启迪作用。

此外，裴氏对温病的治疗亦可谓独具匠心，其精于叶吴之说，视疾诊病，辨证遣药，不拘门户之见，博采众长，医术精湛。临证摒弃寒温之隙，对经方、时方运用娴熟，同时拟定宣络撤邪之法治疗温邪入络之证，辄有效验。裴氏行医四十余年，平日诊务繁忙，无暇著书立说，仅门人整理之些许医案存世，吉光片羽，其中不乏真知灼见，亦可从中窥见裴氏独具特色的温病治疗思想。

一、裴氏儿科，薪火传承十余代

裴氏先祖裴昌原精于儿科，曾任明初太医院医官，后迁赤砂塘行医，裴家桥由此得名。传至清代的裴惠芳，已至十世，"专治小儿疾病"，闻名于乾隆、嘉庆年间。裴惠芳在继承家传辨治儿科诸疾的二十四秘方基础上，为方便患儿服药，常嘱病家将药物研粉，和以麦粉、食糖等给患儿服用，深受病家欢迎。裴氏家传经验方如治疗疳积的"鸡肝散"、治疗肠炎的"茯神散"及治疗百日咳的"清肝散"等，用之辄验，病家呼其为"裴麦散"，称裴慧芳为"裴麦粉"，"裴麦粉"之名由此日盛。此后又经历了第十一世传人裴应钟，十二世裴锡堂、裴玉堂及十三世裴瑾怀，至裴雁宾已经是第十四世，医名更甚，时人有"裴鸿三帖药定生死"之说，其善治急症，效如桴鼓，如治小儿肺闭证，常用牛黄夺命散，又如遇慢惊风，每宗许叔微之椒附汤。

二、不拘经时，伤寒温病皆同源

伤寒与温病有着密不可分的联系，正如《素问·热病论》所言"今夫热病者，皆伤寒之类也"，《难经·五十八难》"伤寒有五：有中风，有伤寒，有湿温，有热病，有温病"。然而后世温病学派的兴起使得人们刻意割裂伤寒温病之间的关系，"伤寒方不可治疗温病"成为当时愚规。裴氏摒弃门户之见，尝曰："仲景方可治伤寒，亦可治温病，开后世之门法；后世方可治温病，亦可治伤寒，补仲景之未备。"其认为临证不应拘于经方时方，以偏概全，而应审证求因，有是证，用是药，如温病学家创制的化斑汤、加减复脉汤、椒梅汤等均从伤寒方中化裁。

在温病治疗上，裴氏崇仲景之法，参叶薛之说，以古人为己用，但不为其所囿，如外感表证，寒热往来、身痛无汗者，可予麻黄汤解表散寒，若其人素体不足，不耐麻黄辛散者，可以荆防代之，或以人参败毒散等出入；温邪入里，生痰化热，热壅血瘀，蕴酿成痈者，可予桔梗汤排脓解毒，亦可予千金苇茎汤清肺消痈；阳明腑实，大便不通，腹痛拒按者，可参仲景急下存阴之思想，以承气汤类釜底抽薪，若高龄气虚血亏，不耐峻剂攻伐者，可予黄龙汤或新加黄龙汤攻补兼施；温邪势急，可直窜心包，扰乱心神而致高热神昏，应急以安宫牛黄丸等清热开窍，若痰热壅盛，口中臭秽者，则以竹沥、天竺黄及猴枣散等清热豁痰；若正气大亏，四肢厥逆，身冷汗出，脉微欲绝者，急予四逆汤或通脉四逆汤等回阳救逆；温病后期，余热未尽，气阴两伤者，方用仲景竹叶石膏汤出入最为适宜，加减复脉汤、黄连阿胶鸡子黄汤等亦可随证而用。

如裴氏曾治疗一位风温袭肺，痰热内阻，甚有喘逆之变的病人，先以经方麻杏石甘汤清肺平喘，宣降肺气，并合苏子降气法清热化痰，佐以宣络撤邪之品以解危重之病势，待诸证递减，余邪未尽，仍当降气化痰，宣络撤邪

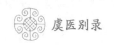

以清退余邪。如此则经方时方皆为其所用，其审证求因之思想可见一斑。

三、宣通络脉，引药入络撤伏邪

裴氏遵"温邪上受，首先犯肺，逆传心包"之说；认为温邪扰动太阴，肺气失和则宣肃失常，症见咳嗽咳痰、胸闷气逆等，但临床亦可见咳嗽咳痰、痰中带血、胸胁刺痛等症，不同于寻常之候，以常法治之效果不显，最终往往迁延不愈，终成劳怯之患。裴氏指出，此证乃由邪热入络，络伤壅滞所致，可见胁痛气逆，责之邪壅络痹，非宣络撤邪则不达，宣络着重于宣通络脉气血，"通则不痛"，而撤邪则是强调清透络中之伏邪，邪气伏于络中，攻之不退，补之不除，惟有以宣络之品引药物入络，方可使伏邪外达。

裴氏认为，仲景旋覆花汤可宣通络中气血，使络中伏邪外达，邪去则正自安，为治疗此类疾病之首选。药虽只旋覆花、新绛及葱茎三味，却融"温""通""透"于一方，可谓方小而效宏，临证时，亦可加入橘络、丝瓜络等加强宣络之力，同时，根据邪气易伏于肺络的特点，裴氏常于方中加入贝母、桔梗及牛蒡子等宣透肺气之物，从而增强全方疗效。另有温邪势盛，灼伤肺络，症见痰黄质黏，痰中带血等，则佐以青蛤散清热凉营，亦可加入三七粉、白及、侧柏炭及仙鹤草等增强止血之效。若表邪未解，身热恶寒者，酌加荆防、豆豉等解表透邪；若肺热壅盛，身热汗出者，酌加石膏、知母等清热泻火；若痰热阻肺，气逆痰多者，酌加瓜蒌皮、海浮石及海蛤壳等清热化痰，气逆喘息者则以葶苈子、苏子等降气平喘，痰热壅盛扰神者，则以礞石滚痰丸等豁痰开窍，甚者以牛黄夺命散下气导滞，泻肠腑而降肺气；若热动营血，斑疹隐隐者，则合犀角地黄汤或化斑汤清热解毒，凉血散血，同时佐以金银花、连翘等清轻透彻，实乃"入营犹可透热转气"。

邪入肺络，亦可伤肝，症见胸胁苦满，时时作痛，咳嗽咳痰等，医者常投以桑菊饮、银翘散等，治之罔效，裴氏认为此证乃肺中之邪入于肝络，络气失和，肝脉失养，"不通则痛"，故除见肺部症状外，还可见胸胁疼痛等肝部症状，裴氏名之曰"刺肋伤寒"。肝为刚脏，喜条达而恶抑郁，用药不可过于寒凉而致抑遏肝性，多以桑叶、薄荷、郁金及丝瓜络等条达肝气，宣络撤邪，同时掺入桃仁、新绛及归尾等活血化瘀，宣通肝络。

此外，温邪势盛，传变迅速，易成重症、险症，处方若不因势利导，随证而变，恐终入危境，甚则不起，故临证亦不可固守宣络撤邪一法，还需"观其脉证，知犯何逆，随证治之"。

裴氏曾治一病人，其肺中之温邪已入肝络，邪热灼津成痰，痰阻气机，症情危重，故裴氏以麻杏石甘汤、苏子降气汤及葶苈泻肺汤诸方合剂，肃肺下痰，佐以桃仁、杏仁及当归尾宣通肝络，丝瓜络行气通络，引药直达病所，终使喘咳气逆之势得缓，络气得通，症情转危为安。

四、祛除实邪，重用下法疗温病

温病学家多持"下不嫌早"之说，柳宝诒于《温热逢源》所言："胃为五脏六腑之海，位居中土，最善容纳邪热入胃，则不复他传。故温热病热结胃腑，得攻下而解者，十居六七。"裴氏受其师影响，亦认为下法在温病的治疗中极其重要，"应下失下与不应下而误下，其弊相等，必须审察机宜，下之得法"，并将下法归纳为下痰、下热、下实及下瘀四种。

（一）下痰

温热入里，灼伤津液，津液聚而成痰，所谓"痰为有形之火，火乃无形之痰"，"百病皆由痰作祟"，痰热内扰，抑遏肝气，肝风内动，则头痛眩晕，手足麻木；痹阻肺道，宣肃失常，则胸闷气急，喘息上逆；蒙蔽清窍，神明失主，则昏不识人，嗜睡不醒。阳明多气多血，易为痰热所伏，阳明为阖，邪气入里则直犯三阴，外袭则扰太少二经，故裴氏认为温病痰热之治，需从阳明立论。若见苔厚垢腻，脉象实大者，即可断为痰热结胃，治之当以釜底抽薪之法，轻则礞石滚痰丸，重则合用牛黄夺命散，下其胶结，泄其痰热，亦可佐以胆南星、天竺黄及竹沥等清热豁痰，玳瑁、珍珠母及石决明等清热镇静，辄有良效。

（二）下热

裴氏认为温病多见三焦热结，但温病为火邪，火性炎上，故而病症以中上二焦居多，加之火热易伤津耗液，临床又多见邪盛阴伤之候，疾病初期不可过早投以滋腻，以免"闭门留寇"，裴氏认为须以刘河间凉膈散化裁出入，胃腑以通为补，以降为和，服凉膈散既可泻膈间燔热，清彻上中二焦与经络之火，又能通降阳明，使痰热从肠腑而下，乃"以泻代清"之良方，实乃补仲景之未备。待邪热净除之时，再以竹叶石膏汤等加减出入，则为善治。故临证见脘腹燔灼，大便不畅，苔黄厚腻，脉象浮数等症，便可以此法治之，不必多虑。

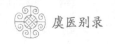

（三）下实

裴氏认为，温邪暴戾，灼伤津液，阳明燥热，纳化失常，积滞内停，津液不布，津液进一步耗伤，久则胃液枯耗，胃气败绝，而至陷境。"有胃气则生，无胃气则死"，裴氏强调温病治疗必须重视下"邪滞燥结"之实。轻者尚可予保和丸、枳实导滞丸等消食化积，重者需以承气汤类峻下燥结，津伤明显者，可予增液承气汤等润下燥结。裴氏指出，临证见苔黄堆聚，腹满胀实者，便为承气汤类的适应证，并曰"大实大满，必藉大承气之力，大黄苦寒泄降，芒硝咸寒软坚，必藉枳朴苦温下气，始奏全功""若诸证悉具而苔不糙聚，或兼腹痛者，必须佐入辛通之味如川乌、吴茱萸等"。而对于气血不足及高龄不耐攻伐者，裴氏则处以黄龙汤、麻仁丸等扶正下邪。同时，裴氏强调峻下之剂，不可久用，须衰其大半而止，不可犯"虚其虚，实其实"之戒。

（四）下瘀

温邪灼伤阴血，凝而成瘀，瘀热相结，积于下焦，可见少腹硬痛，大便秘结，小便自利等，甚者哭笑无常，谵语狂躁，裴氏认为："少腹乃厥阴经脉循行之处，当泄厥阴无疑。"《温病条辨》云："少腹坚满，小便自利，夜热昼凉，大便闭，脉沉实者，蓄血也，桃仁承气汤主之，甚则抵当汤。"见此证则当以桃核承气汤等攻下瘀血。若瘀热尚轻者，则宗其法而变其制，用桃仁、赤芍、牡丹皮、红花、牛膝及当归尾之属；若硬满而痛，多兼厥阴气滞络痹，则加金铃子、延胡索及当归龙荟丸等泄肝宣络。又有妇人热陷血室，热迫血行者，取犀角地黄凉营泄热；经水适断，往来寒热者，取小柴胡提邪外出。

裴氏曾治一周姓病人，其厥阴为寒所扰，郁久化热，兼阳明食滞，腑气渐实，而成燥结，渐有内闭之象，裴氏认为当以下法疏通，急下存阴，以大承气汤峻下燥结，佐以川乌、吴茱萸辛温通腑，以行厥阴，药后胃气已虚，不可再行攻伐，当健脾助运以复所损之胃气，如此则腑气得通，诸证得解。

结语

裴氏不仅善治儿科，对温病证治亦是了然于胸，其治疗温病多遵先贤之旨，不拘经方时方，在温病治疗中注重下法之重要性，总结出下痰、下热、下实、下结四种下法供后人借鉴，同时，发前人之未备，提出"刺肋伤寒"之说，拟宣络撒邪之法治温邪入络，进一步完善了温病学之说，可见裴氏学识深厚，医术之精。因裴氏著述甚少，且多散佚，其治病思想一时或难以概述完备，实乃憾事。

第十二节　江育仁

我国中医界著名儿科泰斗江育仁为现代虞山医派代表医家，其早年师承常熟儒医李馨山，至此步入岐黄，后感儿科病证之变化多端，遂前往上海深造，得上海名医徐小圃真传，在常熟白茆工作时，亦受裴雁宾指导，学术思想与裴氏儿科具有颇多联系。江氏著作等身，仁心仁术，其思想充实了虞山医派理论，创新了中医儿科学的理论体系，在我国中医儿科学发展中起着重要的引领作用。其临证处方与思维颇具特色，博古求新，知常达变，被誉为"中医儿科学的一代宗师"。

一、善用运脾，杂病多从脾论治

"运脾"是江氏学术思想中最具代表性的治法之一。江氏受钱乙"脾主困"思想的启发，结合现代小儿脾胃病的主要病理机制，提出"脾健不在补贵在运"这一治疗指导原则，并作如下阐释："运脾法，属于汗、和、下、消、吐、清、温、补八法中的和法，具有补中寓消，消中有补，补不碍滞，消不伤正者，谓之'运'。'运'有行、转、旋、动之义，有动而不息之特征。"江氏还将运脾之法扩充归纳为以下六类：运脾化湿法、运脾和胃法、理气助运法、温运脾阳法、益气助运法及养胃助运法，此六法为临床所常用，收效甚佳。脾胃健运，则他脏自安，江氏这一运脾以健脾的思想，亦是仲景"四季脾旺而不受邪"思想的具体体现，在儿科其他病证治疗中均有运用，屡现奇效。

（一）运脾养血愈贫血

江氏以运脾法治疗属"血虚证"类型的小儿缺铁性贫血，而脾为后天之本，气血生化之源，所以治疗血虚证又当从脾论治。清代治血证名家唐宗海曾言："治血者，必治脾为主。"此亦为江氏治疗血虚证之要旨，江氏创立运脾养血散，药用苍术健脾助运，陈皮理气醒胃，大枣安胃和中，皂矾补血生血，四药合用，共奏健脾和中、补血生血之功。

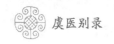

（二）运脾开胃治厌食

饮食与脾胃功能密切相关，"脾和则口能知五味矣"，故厌食当从脾论治。江氏认为，小儿厌食证病因有二：一为喂养不当，过投肥甘，脾失健运；二为禀赋不足，脾胃虚弱，脾虚则不运，胃弱则不纳。故江氏根据小儿厌食症的病因以及证候特点，将其分为偏于功能失调和偏于脾胃虚弱两证进行论治，以"健脾助运，恢复转运之机"为治疗原则，予"调中消食，运脾开胃"之法，并处对证方药治疗。

首先，偏于功能失调、脾运失健者，予以燥湿、理气、助运、消食等法，药用苍术、佩兰、陈皮、鸡内金及焦山楂等，起运脾开胃之效。其次，偏于脾胃虚弱者，取健脾益气之党参、茯苓等，配以助运消食之陈皮、神曲等，制成健儿糖浆投之，彰补运兼施之功。另外，因脾失健运，临床治疗上尚有土壅木郁之患，患儿常见多动不安，急躁易怒等肝火旺盛之象，进而导致肝失疏泄，肝气乘脾，厌食症状更为严重，故江氏在健脾助运的同时，少佐胡黄连、石决明等平肝之品，抑木扶土，以使肝脾调和，饮食恢复。

（三）运脾升清止泄泻

对于泄泻之作，江氏认为"脾运得健，则清气升发，浊气下降，湿自流化，水谷乃分，泄泻自止"，并指出泄泻的病机在于脾运失健，治泄泻当以"运脾"为总则，以运脾化湿、升举脾气为主。

针对不同病因的泄泻应使用不同配伍。对于湿盛困阻之泄泻，以运脾温中、燥湿止泻为治则，予Ⅰ号止泻散（苍术炭、山楂炭各等分为末）单剂投之，奏其运脾和胃止泻之效；对于湿热伤中之泄泻，以清热燥湿、分湿止泻为治则，方用Ⅰ号止泻散与Ⅲ号止泻散（葛根、黄芩、黄连研末），二方合用，发挥运脾清肠止泻之效。对于食滞胃肠之泄泻，以消食运脾为治则，在Ⅰ号止泻散基础上加陈皮粉、鸡内金粉及麦芽粉，彰其消运兼施之功；对于脾胃虚弱之泄泻，以温运脾阳、健脾益气为治则，用Ⅱ号止泻散（苍术炭、山楂炭、炮姜炭各等分为末）治之，苍术制炭，其燥烈之性减弱，健脾止泻功能增强，山楂制炭，消食化滞之功更著，姜炮炙则温中之效更强，三者合而用之，则中脏温，泻利止。

（四）运脾敷精康疳气

历代以来，医家对疳证分类和命名认识不一，导致一症一疳，烦琐杂乱。为便于指导临床实践，江氏宗钱乙"诸疳皆脾胃病"之说，认为疳证病机转归皆属脾胃失调。通过大量古今文献的考究和疳证的临床观察，江氏提出疳证可分三类："属病之初期者，为疳气；肚腹膨胀，形如橄榄者，谓疳积；形体消瘦，犹如皮包骨头者，为干疳。"此举使烦琐的疳证命名趋于简明扼要，该分类命名法最终被全国高等医药院校教材《中医儿科学》引用，成为后世学习探讨疳证的新标准。

在治疗上，江氏认为"疳气以和为主，疳积以消为主，干疳以补为主"，其中治疗疳气所用的和法便是根据运脾思想所阐发。临证上其常白术、苍术兼用，创成方两则用于疳气证。一为运脾剂，以苍术、陈皮、鸡内金及焦山楂组成，用其运脾醒胃、消积化疳之力；二为和脾片，由白术、薏苡仁、陈皮、茯苓、泽泻、麦芽、车前子、山药及神曲组成，取其健脾化湿，益气助运之功，二方各擅专攻，对证治疗，则脾运复健，胃纳转佳，气血生化有源，患儿得以康复。

此外，江氏临证亦密切结合患儿病证，在原方基础上进行药物增减，面㿠、神疲、乏力、舌质淡苔薄者，配党参、山药等健脾益气之品；心烦不眠，夜卧不安者，佐胡黄连、灯心草等清热泻火之属；贫血黄肿者，配绿矾、大枣等补血生血之类；大便干者，加用决明子、白蜜等润肠通便之品。

若疳气失于调治，往往转变为疳积，对此江氏创制了疳积散方以消补兼施；若疳积失于调治，则转变为干疳，江氏以八珍汤加减来补气养血，调养脾胃。

江氏运脾六法在儿科临床运用广泛，而关于运脾之药，江氏认为当首选苍术，然药有偏性，当谨以用之，以免失于偏颇：首先，当明晰误区，或许有人会因苍术辛燥，恐其同柴胡一般久用多劫阴，然江氏以运脾法施用苍术几十年，并无服药后出现阴液耗伤者，正如叶天士云："脾为柔脏，惟刚药可宣阳泄浊。"除营阴已伤者，脾失健运者均可用苍术运脾；其次，当据证施用，江氏对运用苍术之妙法心得，由前文可窥之一二，在治疗泄泻过程中，江氏以苍术为主药，制成止泻散，苍术燥湿健脾化浊之效体现得淋漓尽致，治疗血虚证时，江氏创运脾养血散，以苍术健脾助运；最后，当加减化裁，合理配伍以增强疗效，在兼夹积滞之湿泻证治中，江氏伍以山楂、神曲等消食化积之品，助苍术运化止泻，对于暑湿之邪致泻者，伍以藿香、鸡苏散等既解暑，又协同苍术祛湿以运之品，在疳积证治中，江氏以苍术为主，伍以消食和中之品，补运兼施，使运化得复，气血生化得常。

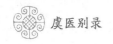

二、一脉相承，推崇小儿温阳说

在儿科领域中存在温、凉两大学派，故关于小儿体质的认识历来有所分歧。寒凉派认为，小儿"阳常有余，阴常不足"，故为"纯阳之体"，易患热病，不宜使用温阳药物，应以清法为治疗总则。而江氏早年受其师徐小圃的影响，秉承儿科温补学派之观点，当然不是单纯以阳虚立论，同时认为小儿为"稚阴稚阳"之体。

临床实践表明，小儿的确易患热病，但江氏认为这是由于小儿脏腑娇嫩，神怯气弱，生理上未臻成熟，功能活动不够完善的缘故。而在小儿患热病同时，亦可出现阳气耗伤之证候，如中毒性消化不良所致的腹泻之症，除了胃阴耗损之外，还可能突然出现面色苍白、四肢厥冷、神志不清及脉微欲绝等阳气衰脱之危象，此即为小儿"稚阴稚阳"的临床表现。江氏强调，阴与阳互根互化，阴之所生，必赖阳气之濡化；阳可统阴，而阴不能统阳，故应及早用温阳扶正之法以扶其阳而救其阴。江氏对"阳气者，若天与日，失其所则折寿而不彰"的观点深有体会。因此，其不囿于"襁褓小儿，体属纯阳，所患热病最多"之说，更不受"小儿纯阳之体，最宜清凉"而力避辛温之拘束。每遇阳气受损的危重患儿，其都相应增施温阳扶正一法。尤其是在温热病病程中，阳气外脱危候显现之时，江氏均急用温阳救逆法以回阳固脱，常获佳效。江氏抢救危重患儿，在治法方面，回阳救逆占多数，气阴并治和清热养阴，苦寒解毒法只占少部分，证实了扶阳救逆法在小儿危重病症抢救中的重要地位。

三、釜底抽薪，上病下取挽狂澜

"上病"是指上焦实热之证，在病程中出现高热、咳嗽、胸闷及气急等上盛之症，可称为"上病"。江氏指出这是由于热毒炽盛、化火上炎所引起，治当"上病下取"，所谓"下取"即用攻下法清除肠中实热、积滞及水饮等的方法。江氏认为凡具"上盛"之征象者，均可采用釜底抽薪之法以取之于下，此法较"扬汤止沸"之法效果更为显著。如乙脑极期每多出现高热不退、频繁抽风、神昏烦躁、舌苔黄燥或灰垢、舌红起刺、脉大有力等症，此时毒热已内结阳明，火邪已成燎原之势，江氏将其机制归纳为"热极生风，风动生痰，痰盛生惊"，治疗原则为"疗惊必先豁痰，豁痰必先祛风，祛风必先解热"，其中以解热泻火为第一要义，而泻火又重在通腑，故用釜底抽薪之法以驱邪外出。江氏还强调，通腑不必囿于"有燥屎方可下"的戒律，但见舌苔黄燥或灰垢即可下之。故选用凉膈散为治疗主方，常用药物有大黄、芒硝、黄芩、栀子及薄荷等，其中大黄生用后下且药量加倍，以清涤中焦炽盛之热邪，使火热之邪假阳明为出路，达到热去痰消风自灭之效。江氏对乙脑急性期病例进行临床观察，发现疗效颇为显著。

此外，麻疹肺炎火毒型常表现为高热不退、鼻煽气喘、腹胀便秘、舌苔黄糙、精神烦躁，甚或神志不清等症状，常规用清热解毒法治之，效果常不甚理想。江氏认为，肺与大肠相表里，故此时不治其肺，而用"急下存阴""上病下取"之法，泻肠通腑，以助肺宣降，江氏投以大剂量凉膈散，并且增加服药次数，疗效较佳。

四、探求顺逆，据证施治解麻疹

麻疹是麻疹病毒所致的小儿最常见的呼吸道传染病，为古代儿科四大证之一。江氏在大量临床经验的基础上提出麻疹的病机为肺金失肃，常见有顺证、逆证及麻疹合并肺炎，并指出具体的治则治法，为临床诊治麻疹提供了新思路。

（一）宣清养阴疗顺证

麻疹顺证根据发生发展规律可分为 3 期：疹前期、出疹期及疹退期，江氏据古籍所载及诊疗经验，提出对顺证 3 期的治疗应分别选用宣透、清解及养阴之法。对于疹前期，江氏采用宣透之法，因势利导以促疹毒外达，方选宣毒发表汤加减；出疹期疹毒虽透达于外，但由于内热炽盛，易伤及肺胃，江氏认为此期应以退散热毒为急，应以清热为治疗主法，方选竹叶石膏汤加减；病邪渐去，病程发展至疹退期，病势虽减，然肺胃之阴已伤，故江氏应以养阴为治疗主法，方选沙参麦冬汤加减。

（二）清凉回阳救逆证

麻疹常见的逆证主要有三种：一为热毒闭肺之证，在出疹过程中若感受风寒，或疹退而热不减，以致出现气喘、鼻煽之症，即所谓"麻疹喘"，常用麻杏石甘汤加减以清热宣肺；二为热毒内陷之证，表现为患儿持续壮热，疹色鲜红，甚则神昏谵语，吐血衄血，常用犀角地黄汤加减以甘寒清热、凉

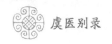

血解毒；三为正气衰脱之证，此类患儿体质虚弱，正不胜邪，证见疹色苍白，或突然隐没，面白气短，汗出肢厥，可用参附龙牡救逆汤加减以回阳固脱。

（三）合并肺炎三法施

麻疹肺炎为麻疹病毒侵犯呼吸系统引起的急性传染病，是导致麻疹患儿死亡的最常见证型，各个医家对于其辨证和分类认识不一。江氏认为"在分类分型时，类型标志应明显，主症要突出"。其在大量临床实践的基础上，将麻疹肺炎分为肺闭型、毒热型、内陷型、虚脱型及虚弱型五大类型，为麻疹肺炎的防治工作提供了依据。

对此治疗，江氏采用透达、解毒、固脱三法，指导临床治疗，取得了显著疗效。透达即宣透之法，开肺气使疹毒宣发透达于肌表外，疹毒即透则邪毒自解。患儿虽有肺炎，然江氏仍遵从"疹喜透达"之规律，因势利导，并根据患儿不同证型采取相应治则。初期，疹未出齐，方选辛平宣透之葛根解肌汤加减，使邪从外泄；若疹出不畅，治宜辛温宣透之三拗汤加味，以辛温发汗散寒以助透疹；若疹出时兼见风温郁表之证，治宜辛凉宣透之银翘散加减；若患儿体质素虚，疹出量少色淡，此为正气不足，无力透疹外达，治宜扶正祛邪以透疹。

江氏特别强调，透达药物的选择，不必拘束于麻毒为阳邪而忌辛温之药，而应据证施治。麻毒内闭于肺可出现于麻疹病变过程中的任一阶段，导致肺炎，因此解毒起着关键作用。在疹前期和出疹期，应因势利导，透疹解毒；在疹退期则宜养阴解毒。药用麻杏石甘汤加黄芩、葶苈子及桑白皮以开宣肺气、清热解毒。

对于固脱之法的使用，江氏深受其师徐小圃的影响，认为麻疹肺炎过程中出现的阳气外脱之证，其主要病机在于正虚而非邪实，故应及时应用温阳固脱之法。切不可拘泥于"小儿纯阳，无烦益火"之说或囿于热病忌用温热药之惯例，单用清热解毒法治之，若纯用清热解毒之法，患儿则易阳气损伤，出现汗出淋漓，脉微欲绝等厥脱之象。

五、反复临证，乙脑首辨热痰风

流行性乙型脑炎是以发热、昏迷及抽风为三大主症的急性传染病，中医治疗乙脑，多以温病学说中"暑温"立论，以卫气营血辨证为施治方法。然江氏认为该疾病往往起病急，大多未见卫气症状而直接出现昏迷、惊厥等营血之症，若以卫气营血辨证治疗似欠妥当。同时，由于历代医家对乙脑各期的病因病机看法各异，针对乙脑的中医诊治面临较大困难。为此，江氏通过对大量乙脑不同时期病例的观察，总结了乙脑急性期三大主症：高热、昏迷、抽风，恢复期及后遗症期患儿还存在意识障碍、失语及抽动等症状。

据此，江氏指出乙脑的临床主症及辨证依据均可用热、痰、风三点概括，且三者之间并非孤立存在，而是互相转化，互为因果，故江氏指出"热是产生痰和风的根本，热极可以生风，风动可以导致痰的产生，痰盛可以生惊（惊厥），痰涌咽喉，阻堵气道，又可发生呼吸障碍，产生肺部缺氧而加重抽风的发作"。故热、痰、风三者既是病理产物，又是致病因素，针对三者，江氏分别采用清热、豁痰、息风的不同治法，疗效显著。

（一）辨热

江氏将急性期和极期热证分为温、热、火三类，即所谓"温者热之渐，热者温之甚，火者热之极"。温证初热期多见，暑温之邪留于肌表，故以新加香薷饮加减以清暑解表；热证时期，邪气由表入里，致表里俱热，但此时以里热为主，故用甘寒重剂白虎汤以清热解暑兼顾宣透；火证时期，暑邪化热化火，火盛则易生风化痰。江氏认为，此时热、痰、风肆虐，邪火为其病机关键，所谓"扬汤止沸，莫若釜底抽薪"，因此治疗要采取前文所述的"上病下取"，用通腑法以引热下行，江氏常以龙胆泻肝汤合凉膈散加减治疗。

此外，恢复期和后遗症期之热为暑热伤阴，余邪留络，治以清暑通络，以清络饮加减。偏于阴虚者，宜青蒿鳖甲汤加减治疗；营卫不和者，宜黄芪桂枝龙骨牡蛎汤。

（二）辨痰

江氏认为急性期与极期痰证之病机不外乎痰浊内蒙、痰火内扰以及痰阻气道。痰浊内蒙表现为深度昏迷，舌苔厚腻，治宜芳香豁痰开窍，可用雄精、冰片及皂荚子粉共研细末，再以菖蒲煎汤稀释鼻饲；痰火内扰表现为狂躁不宁，舌黄苔燥，可用龙胆草、黄连及朱砂清热安神；痰阻气道者，最易发生呼吸障碍而致危候，可用鲜竹沥、金磁石、玄明粉及沉香，研极细末，温开水稀释后服。

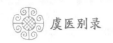

痰证在恢复期常出现意识障碍、失语、痴呆等症状。患者舌苔垢腻者，多为痰浊内阻，药用陈胆星、竹沥、半夏、天竺黄、远志及干菖蒲等，亦可同时应用雄黄、冰片及皂荚子粉，以芳香泄浊，豁痰开窍；亦有阴虚痰火者，常表现为狂躁不宁、嚎叫哭闹、舌红苔光，用黄连、阿胶、生地黄及炒酸枣仁，以清火育阴，宁神定志。

（三）辨风

急性期和极期风证有内外之分。外风于初热期多见，表现为高热惊厥兼有表证，治以清热解暑，解肌祛风，药用新加香薷饮加葛根、僵蚕、钩藤及蝉蜕等治疗；内风于极期多见，表现为惊厥反复发作或持续不止，为"热极生风"，邪陷肝经所致，江氏不主张使用安宫牛黄丸等清热开窍之品，而是用前文所述之釜底抽薪法以通腑泄热，使火泻而风灭，药用龙胆泻肝汤合凉膈散治疗。

恢复期和后遗症期风邪入络或虚风内动，均可导致肌力和肌张力出现异常。若风邪入络，则易出现强直性瘫痪，此时用全蝎、乌梢蛇、蜈蚣及僵蚕等搜风通络，活血止痉，同时佐生地黄、当归、白芍及鸡血藤等养血润燥，体现了"治风先治血"的治疗原则；若久热伤阴、阴虚血燥风动，则表现为震颤样抖动与不自主动作，兼有低热出汗、虚烦不宁、舌红绛、苔薄之症，此时应养阴息风，药用生鳖甲、生龟板、生地黄、珍珠母及鸡子黄。

六、妙化经方，调和营卫复感愈

全世界因反复感染呼吸道疾病（又称复感）而死亡的患儿众多，因此，复感儿为儿科临床重点难题之一。江氏经调研观察到复感儿在临床中平素易出汗，且不耐外界寒凉之侵，而致反复感染外邪，感邪后又迁延难愈。结合临床实践，江氏指出其发病关键在于营卫失调。营卫本同源，相互联系，密不可分，兼具防御、固表、温煦、营养、化生津血之能，为人体主要物质基础之本。若营卫失调，则卫阳虚，卫气失固，外邪易于入侵；营阴虚，津液易泄于外，故长久易损伤正气，正虚更难抵抗外邪。二者互为因果，循环往复，病情迁延不愈。因此，江氏提出防治复感的重要治则为调和营卫，须温补卫阳、敛阴和营，使卫外得固，营阴内守，预防和减少复发。

为探求更优治法，江氏巧妙地对经方进行加减，并将成方命名为防感合剂（后改为口服液），其主方为黄芪桂枝五物汤，再加甘草、龙骨及牡蛎。《金匮要略》记载："血痹阴阳俱微，寸口关上微，尺中小紧，外证身体不仁，如风痹状，黄芪桂枝五物汤主之。"此方主治肌肤麻木不仁，脉微涩而紧，有益气温经，和血通痹之效。防感合剂中，有辛温之桂枝、甘温之甘草、酸寒之白芍，桂甘相合辛甘化阳，可振奋卫阳；芍甘相合酸甘化阴，充养营阴；归芍相合，可制桂枝之过辛；辛温之生姜、养血益气之大枣为伍，在内疏理脾胃，在外调和营卫；性平之龙骨、牡蛎，可平肝潜阳、敛阴固涩；黄芪甘温益气，补在表之卫气，得桂枝则固表而不致留邪。营卫不和者均宜用此方，也适于临床见复感儿未发病或需标本兼治时。

在以防感合剂治疗复感儿感染发病之时，可适当进行加减配伍：咳嗽者，宜加桔梗、款冬花，以宣肺利咽化痰止咳；干咳者，宜加天花粉、百合，以滋阴生津；喉痒者，宜加蝉蜕、牛蒡子，以解毒利咽；痰多者，宜加半夏、陈皮，以燥湿化痰；喷嚏者，宜加防风、白芷，以祛风除湿；咽红者，宜加桔梗、生甘草及射干，以清热解毒；鼻流清涕者，宜加辛夷、苍耳子以发散风寒等。

七、明辨虚实，灵活配伍治哮喘

小儿哮喘的病因较复杂，易发作，难根治，故有"宿疾"之称，更有虚实之分。《类证治裁》有言："肺为气之主，肾为气之根，肺主出气，肾主纳气。"故其实者在痰在肺，主要病机为顽痰内伏，痹阻肺络，气道不通；其虚者在气在肾，为肾气不足，气虚失约。

江氏认为，临床上多见虚中夹实，即肺有痰实为标，而肾有气虚为本，更有因先天不足，兼"肾常虚"者。辨虚中夹实证，要领为辨其虚实程度，再辨其兼夹证。治法则重视宣肺化痰以治标实，摄纳肾气固其本虚，对迁延不愈反复发作者宜应温肾散寒。江氏创拟"小儿哮喘基本方"，由炙麻黄、熟地黄、杏仁、竹沥、半夏、款冬花、射干、细辛、五味子及炙甘草组成。偏热者加生石膏，偏寒者加熟附子。此方取射干麻黄汤治肺寒之喘，以麻杏石甘汤治肺热之喘，再合麻黄附子细辛汤温肾散寒定喘，并添熟地黄，既可补肾填精，亦可滋阴润燥。

若肺家痰多壅滞、胸闷气急、舌苔厚腻者则去滋腻之熟地黄，改用泻肺平喘之葶苈子合降火逐痰之礞石滚痰丸通利三焦，对治疗痰阻肺痹的实证哮

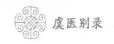

喘效果极佳；若哮喘暴发，如伴有唇绀舌紫现象时，在基本方中，宜加用丹参、红花、降香及桃仁等活血化瘀之品，促血行以利气行；若哮喘暴发偏虚者，临床表现为剧喘时面色㿠白、四肢欠温、汗出涔涔，多为寒凝痰结，阳为寒困，气机升降失常，导致肺痹不能出气，肾虚不能纳气，出现虚多实少之危象，宜用麻黄附子细辛汤合参附龙牡救逆汤，以温肾固脱，回阳救逆，此外，江氏亦喜在此合方中配伍酸润之五味子，既收摄肾气，又防细辛温燥伤肺；若小儿哮喘出现胸闷汗出，面色晦滞，坐卧不宁等危象先兆之症，应亟施以对证方药，不可忽视。

八、镇痫息风，擅用动物矿物药

癫痫为正虚邪实之证，其发病，多责之于风、火、痰；积痰内伏，郁火化风，痰扰风动，以致心神失主；又因心藏神、脾藏意、肾藏志，若三邪继续衍化转变，则累及脾肾。江氏治疗癫痫，重在权衡标本、辨其缓急、分期治疗。休止期主以豁痰息风，发作期主以化痰定风，兼重镇安神、平肝潜阳，使机体达到阴阳平衡的状态。江氏以癫痫主证之抽风为治疗突破口，常选用搜风剔邪灵动之虫类药，及介类药以平肝潜阳，再伍以金、石等安神定惊之矿物药，以定痫息风，控制病情。

对于虫类药在治疗癫痫中的运用，江氏有其独到见解。曾拟一方止痉散，方中主用全蝎、蜈蚣，此二者皆属辛温窜达搜风力胜之品，配伍甘平之甘草调和以止痉息风。在其余生灵之药的应用中，江氏各取其性，辨证施之：僵蚕、地龙可祛风解痉，清热化痰；乌梢蛇、白花蛇可通经络、定惊搐、逐顽风；蝉衣轻可去实，逐内外之风；羚羊角咸寒入肝，息风清热，可和入散剂或独服；猪胆汁苦寒入肝清热，制南星可改其温燥增祛痰之效；熊胆功专镇痉、抗惊厥，为诸药之最；蜂蜜甘平，制诸风药之温燥，又可解毒、调味；至于介类药，即动物甲壳，江氏喜用牡蛎、决明子以平肝潜阳，也用珍珠母、紫贝齿以定惊安神。

再说矿物药，即金石重镇之品，江氏用于神识不清之癫痫发作者，以安神涤痰，顾护元神。如龙骨、龙齿味涩入心、肝，可镇心安神；明矾、磁石、代赭石及青礞石等质重，均可镇心宁神，其中风痰阻窍可用明矾宣窍豁痰，心虚胆怯可用磁石补益心肾，肝气上逆可用代赭石重镇降逆，肝火痰热可用青礞石泄肝坠痰；伴大便燥结者，可用明粉润燥泻热；对于外伤瘀血致痫者，可用琥珀配伍乳香及没药等植物药镇惊安神、活血化瘀。

总而言之，在癫痫发作期，江氏多选取动物、矿物药配以石菖蒲、竹沥及胆南星等化痰植物药，制成散剂；在癫痫休止期，江氏则减有毒之虫类药、金石之属，增健脾祛痰之品，久服而护正。

九、散片之剂，便捷易服疗效速

江氏依据临床经验，创制大量中成药，其中散剂尤为突出。自古有云"散者散也，去急病用之"，即新病、急病及重病患者，可选用散剂，取散剂储存易，吸收速之特性。江氏喜用散剂，是根据婴孩多进食流食之特性，更是为了方便随婴孩体质控制剂量。

小儿泄泻者，多因脾失健运，江氏以运脾法治之，应对不同证型研制出三种止泻散，前文也有所论述，于此便不多做叙述；小儿外感痰多者或支气管哮喘急性发作咳嗽痰多、痰鸣气喘者，江氏取法半夏、陈皮辛温燥湿化痰之功，配以胆南星清热化痰、礞石坠痰下气，命名为化痰散，有燥湿祛风化痰、下气消食之效，无毒副作用，轻者可立缓；婴幼儿消化不良、乳食积滞者，江氏选用甘味之麦芽、神曲消滞除胀，配以陈皮健脾、香附理气，再加温脾开胃之砂仁，合成消乳散，可消乳运脾，开胃消胀；小儿喘息性支气管炎或哮喘者，江氏取礞石坠痰下气，礞石善治顽痰癖积，为攻逐老痰、顽痰之要药，搭配沉香行气温中、化痰平喘，合成定喘散，有化痰、降气、平喘之效；痉挛性咳嗽者，江氏选用蜈蚣配伍甘草组成镇咳散，其中蜈蚣极擅息风镇痉，搜剔逐邪，适量使用不但不会损害机体，反会起奇效，再配缓急止痛之甘草，整方专镇咳解痉，起效迅速；小儿惊痫者，江氏选用全蝎、蜈蚣及僵蚕等虫类药，有祛风解痉、通络活血之功，搜风力胜且速，再配伍龙胆草、胆南星及天竺黄，可清化热痰、息风定惊，佐郁金行气化痰，整方命名为定痫散，专息风化痰、镇惊疗痫。

除散剂外，江氏亦创制许多药用价值极高的片剂：和脾片、加味异功片及肥儿片等。小儿脾虚积滞者，江氏以和脾片（苍术、薏苡仁、茯苓、怀山药、陈皮、神曲、麦芽、胡黄连及车前子）健脾化湿消运；脾虚泄泻者，江氏在钱乙"异功散"基础上加怀山药、炮姜、升麻及禹余粮，合而创成加味异功片，效果极佳；小儿虫积致疳积者，江氏创用肥儿片杀虫消积，取槟榔、使君子杀虫消积之功，配神曲、麦芽及鸡内金以运脾和中、化食消积，加木香、砂仁及青皮等理气醒脾之品。

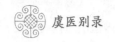

结语

　　江育仁术效岐黄，立起沉疴，专攻于儿科疑难杂症，尤善治小儿脾胃病、疳证、流行性乙型脑炎、麻疹及反复呼吸道感染等；在教育领域，其筚路蓝缕，启现代中医儿科学之山林，著有《中医儿科诊疗学》《中医儿科临床手册》及《实用中医儿科学》等著作，以诲莘莘学子。

第三章　虞山医派传承发展

第一节　江苏地方医派对张仲景
学术思想传承发展的贡献

　　江苏自古经济、文化发达，医学流派众多，如虞山医派、吴门医派、孟河医派、山阳医派、金陵医派、龙砂医派等，其具有中医流派的大多数特征，基本可反映我国中医流派的全貌。因此研究江苏中医流派的发展过程、特点及现状，可作为我国中医流派研究之缩影，并以此认识流派研究之成就与不足，在此基础上提出改进的研究思路与方法。须强调，中医医学流派的确立并非单纯以目前现存之行政区域来划分，而应以其学术传承脉络及历史贡献等而定。

　　前期通过对江苏地方医学流派的梳理，发现其有一共同学术特征，即皆推崇张仲景《伤寒杂病论》的学术思想，并对此有较为深刻的研究，诞生了一大批中医大家，传承发展了《伤寒杂病论》的理论体系，对仲景之说北学南移具有重要贡献，代表医家及学术观点摘选如下（见表3-1）。

表3-1　江苏研究仲景学说的代表医家及其学术观点简述

代表医家	伤寒学代表著作	主要观点
许叔微	《伤寒百证歌》《伤寒发微论》《伤寒九十论》	①以症类证；②三纲鼎立；③内脉外形；④初创八纲；等
王肯堂	《伤寒证治准绳》	以仲景方论为主，后贤续法附之等
喻嘉言	《尚论张仲景伤寒论重编三百九十七法》（简称《尚论篇》）	①论仲景伤寒大意；②述王叔和编次，林亿、成无己校注之失，又驳正序例；③论春温，并驳正温疟等证，提出四变之妄；等
张璐	《张氏医通》《伤寒缵论》《伤寒绪论》	①传承发展喻嘉言之说；②完善伤寒望诊思想；③从条文编次、症状、色、舌等多方面探讨《伤寒论》；等
张登	《伤寒舌鉴》	继承发展了《伤寒论》及其父张璐的舌诊思想等

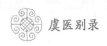
续表

代表医家	伤寒学代表著作	主要观点
柯韵伯	《伤寒来苏集》	①以证名篇,方证相应;②六经地面说;③六经为百病立法;④寒温一体论;等
周扬俊	《伤寒论三注》	①传承方有执、喻嘉言之说;②秉承伤寒,发展温热暑疫;等
汪琥	《伤寒论辨证广注》	①采取增、订、削、移原则,重编伤寒;②提出伤寒非只有寒,亦有热;等
钱天来	《伤寒溯源集》	①错简重订;②以脉证为凭,法随证立,方随法成,随证论治;等
王子接	《伤寒古方通》	①以通儒学而深研医理;②精湛注释仲景方;等
尤怡	《伤寒贯珠集》	①以法类证,重编伤寒;②以经名篇,注重辨证;③病辨疑似,突出主证;等
徐大椿	《伤寒类方》	不拘六经,以方统证,提出《伤寒论》方证思想等
沈金鳌	《伤寒论纲目》	据六经而以症类证,辨析说明,纲目有序等
曹颖甫	《伤寒法微》《金匮发微》《经方实验录》《曹颖甫医案》	张仲景经方思想等
陈亦人	《〈伤寒论〉求是》	法寓于方、方归于量等

在此基础上,江南医家结合江南的地域、气候、饮食习惯及患者体质等因素,补充发展张仲景的学术思想,形成了具有江南特色的温病学派,为张仲景学术思想之延续。

仲景之说自明清开始出现北学南移,此与江苏地方医派关系密切。除刊刻《仲景全书》,精研仲景学术思想外,江苏医家知常达变,促进温病学派的诞生。此外,江苏医派秉承寒温一体理论,临证融伤寒、温病之长,同时将此思想融入中医教育中;并且借鉴西方院校教育模式,发展中医学校教育,开辟当代中医教育之先河。

一、刊刻仲景之书,济世福泽四方

刊刻《仲景全书》,是江苏常熟虞山医派对张仲景学术思想传承的重要贡献之一，此书由明代赵开美（又称赵琦美）刊刻，并由其父赵用贤命名，共有二十六卷，《伤寒论》与《注解伤寒论》各十卷，《金匮要略方论》与《伤寒类证》各三卷，其中《伤寒论》为翻刻宋版原书而成，做工精美，几乎还原其本来面貌，为当今中医界研习仲景之说首选版本。《仲景全书》一经问世，便在江南地区乃至全国广为流传，为后世传承发展《伤寒杂病论》学术思想提供了重要的书籍资料。

二、融合寒温一体，诞生温病学派

江苏地方医派秉承寒温一体的思想，代表医家结合江苏尤其是江南的气候、饮食习惯及患者体质等因素，补充发展张仲景的学术思想，逐渐形成了具有江南特色的温病学派，此派传承了《伤寒杂病论》辨证论治、病证结合的理论精髓及治湿法、攻下法等一系列经典治法，为张仲景学术思想之延续。伤寒、温病两者看似寒温有异，实则一脉相承，相互补充，相辅相成。

苏州吴门医派即是温病学派的代表，著名医家有吴又可、叶天士、薛雪等，其传承发展了伤寒学派的学术思想，所用诸多方药由《伤寒杂病论》演化而来，甚至运用仲景原方。同时，此派医家又在仲景之说基础上有所发挥，如吴又可认为，虽《伤寒论》中提出时行之气有传染性，然实际情况并非完全如此，疫病之关键在于疠气，所著《瘟疫论》为温病学派之代表著作，为之后温病学兴盛之启蒙；又如叶天士亦根据临证实际，适当变化仲景六经辨证之法，创立"卫气营血"辨证，代表作有《温热论》及《临证指南医案》等，为中医温病学奠基之作；再如张路玉对外感伤寒病证研究颇深，其认为伤寒、温病虽相互补充，然仍有不同，以解表法为例，温热病治疗大忌辛温发汗，"必用辛凉以化在表之热，苦寒以泄在里之热，内气一通，自能作汗"。

当代国医大师徐景藩是吴门医派的代表人物，亦对张仲景学说深有研究，如其将《伤寒杂病论》的相关治法运用于消化系统疾病中，凝练出脾胃病的"升、降、润、燥、消、补、清、化"八法证治规律；又如其发展仲景丸药思想，将其运用于消化系统肿瘤的治疗中，发挥其缓攻、缓补之功效。吴门医派疫病学术思想经过历代医家的不断补充及发展，在病因、病机、诊断、治法、预防等方面形成了一系列完备的理论体系，对中医温病学产生了广泛而深刻的影响。

江苏淮安山阳医派是以清代著名温病学家吴鞠通为宗师，以中医温热病

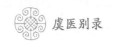

学为其研究中心的一个医学流派。所谓"山阳",今指江苏省淮安市楚州区(楚州原名山阳县),又因淮安在明清时代设府之故,其中还包括现在的江苏淮安、宿迁、盐城、连云港、扬州及徐州等市的部分地区,故山阳医派亦有淮医学派、苏北医学流派、淮扬医派、淮海医派等称谓。

学术思想上,其皆推崇张仲景学说,尤其是代表医家吴鞠通,善于变通《伤寒杂病论》的学术思想,并受吴又可《温疫论》及叶天士"卫气营血"辨证等学术的影响,创立了"三焦辨证",所著《温病条辨》即是仲景之说北学南移的标志性著作之一。当代山阳医派亦得到了一定的传承发展,代表医家有程莘农、王琦、袁长新等,其皆重视对仲景学说的临证运用,并通过多年师承已培育出一批新一代山阳医派传承人。

三、变更伤寒体例,推崇错简重订

错简重订派是明清时期《伤寒论》研究的重要学派,目前学术界大多认为其始于明代安徽方有执之说,后世诸多医家皆推崇此说,对《伤寒论》学术思想研究产生了重要影响。喻嘉言晚年寓居江苏常熟十余年,是虞山医派代表人物之一,独承方有执之说,从临证实际运用出发,尚错简重订,倡三纲鼎立,所著《尚论篇》为其伤寒学术成果之精华。喻氏认为王叔和在整理、编次《伤寒论》时,参入己意,使《伤寒论》一书已失去原貌;而林亿、成无己等人,"过于尊信叔和,往往先传后经,将叔和纬翼仲景之辞,且混编为仲景之书,况其他乎"。清代虞山名医钱天来即私淑喻氏,对仲景之说深有研究,其秉承先贤三纲学说,亦为错简重订派的代表医家,所著《伤寒溯源集》为后世医家研习《伤寒论》必备入门之作。

四、坚持以方类证,促进方证研究

江苏不少医家皆推崇以方类证,促进方证研究,如虞山医派柯琴即为维护此学说的代表医家,其提出"证因类聚,方随附之",将六经作为大纲,"方证"作为核心对《伤寒论》重新编排,并结合自身临证经验,以方类证,正如其在《伤寒来苏集》中所言:"以症(证)名篇,而以论次第之,虽非仲景编次,或不失仲景心法。"据史书记载,1701年和1755年《伤寒来苏集》两种刻本传入日本,启迪吉益东洞"方证相对"思想的形成。

吴门医派徐大椿在对《伤寒论》编次方法上沿袭了柯琴"以方类证"的

方法，同时有所发挥，其以溯本求源、寻根究底的治学方法研究《伤寒论》，此类方之法使医者"于病情药性，一目了然"，从而更加深入理解方证学说之本源，所著《伤寒类方》（《伤寒论类方》）与吉益东洞《类聚方》几乎同时出版，标志着当时东亚地区以方类证思想研究的最高水平。

江苏江阴龙砂医派曹颖甫晚年所作之《经方实验录》，即是对张仲景方证研究之代表；黄煌秉承龙砂前辈方证思想，亦善用经方，其同时通过辨体质与辨证相结合，从而形成别具特色的"黄煌经方"，代表作有《中医十大类方》等；龙砂医派现代传承人顾植山运用三阴三阳"开阖枢"及"六经欲解时"理论，指导六经辨证及经方运用，拓展经方应用范围，独具特色。

五、秉承仲景理法，灵活组方用药

江苏诸医家除秉承方证学说，即所谓"经方派"外，亦有坚持以理法思路论治之"理法派"，其临证虽未固守《伤寒杂病论》原方，然仍遵循仲景之说，从理法角度，重新创制新方，此亦为仲景活法之体现，正所谓"此时无方胜有方"。

如南京金陵医派代表医家张简斋即在继承张仲景脾胃学思想的基础上有所发挥，提出"胃以通和为贵"的主张，临证用药更是以仲景方药为底本，融理法方药为一体，甚至有时用药虽非仲景原有方药，然思路一致，对后世产生了重要影响；我临证深受张氏思想的影响，常喜用药性相似药物重新组方，一则可以增强疗效，二则避免药物单一产生耐药，看似时方，实则经方。

又如陈亦人，坚持法寓于方、方归于量之思想，代表作有《〈伤寒论〉求是》等。陈氏认为《伤寒杂病论》启示医者诊病需掌握之一般规律，临证灵活化裁，泛应曲当，医者当在辨证前提下，治随证变，方因证立，切不可墨守成规；具体选方须根据病情，权衡轻重缓急，选用相应方剂，尤当注意定性辨证与定量辨证之结合，以少阳阳明合病为例，由于患者少阳、阳明比例的不同，所选方剂亦有所差异，除大柴胡汤外，亦可选柴胡加芒硝汤及小柴胡汤，甚有大承气汤等。

六、发展中医教育，传承仲景学说

江苏医派重视中医教育，尤其是孟河医派，对当代中医教育具有重要启

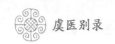

迪作用。在教导学生时，孟河医家皆推崇仲景之说，如费伯雄《医醇賸义》言："仲景，立方之祖，医中之圣。所著《伤寒》《金匮》诸书，开启屯蒙，学者当奉为金科玉律。"此对中医经典教育具有重大意义。

孟河马培之为费氏传人，秉承其师"师古不泥，和缓醇正"理念，强调不可固化经典思想。马氏门人众多，如丁甘仁、巢崇山及巢渭芳等，其不仅研究内科，亦精于外科，然不管内外之别，皆重视中医经典教育，强调不明内科无以精究外科。

丁甘仁继承发展孟河医派学术思想，并开辟近代中医教育之先河，其教育学生应兼采寒、温两派学术之长，在医疗过程中，针对不同病情，融会伤寒、温病两家学说之长。同时丁氏继承孟河医家不拘一格、博采众学之治学精神，将经方与时方化为一炉，临证每每相间而用。

此外，丁氏认识到师承教育模式的局限性，故借鉴了西方院校教育模式，继承发挥传统私塾教育与书院模式，开办中医专门学校以及函授学校，使传统中医教育更加社会化、规模化及规范化，构建新时代中医教育模式之雏形，其中秦伯未、章次公、程门雪等皆为孟河医家中医教育所培养之精英。

────────── **结语** ──────────

江苏地方医派为祖国中医流派重要组成部分，由于当地经济、社会环境、中医传统及医者求真治学态度等因素，江苏中医蓬勃发展，奠定了江苏医派在历史上重要的学术地位。江苏医家多推崇张仲景学术思想，对《伤寒杂病论》皆有较为深刻的研究；且其不拘古而有所创新，根据临证疾病特征，及时变化仲景之说，创立温病学派，补充伤寒学说，寒温看似有异，实则一体，相辅相成。本文围绕江苏地方医派对张仲景学术思想的继承发展，初步揭示了明清之后仲景之说北学南移的历史背景及学术特点，为中医流派研究抛砖引玉。

第二节　《伤寒论》中经方运用刍议

中医"经方"是一个比较宽泛的概念，目前学术界认识不一：有广义经方，即经验用方，可上溯至神农、扁鹊仓公时代，再经张仲景时代逐渐成熟，当然亦包括后世医家临证所创造之相关验方；而狭义之经方则主要指仲景《伤寒杂病论》所载方药，其组方严谨而不失灵活，被后世称为"方书之祖"。近年来，国内外所盛行的经方热大多围绕狭义经方展开，对此笔者在专著《伤寒琭》中亦有相关论述。本文以此为基展开相关研究，重点对《伤寒论》中的经方思想进行论述，从经方理法思路、组方加减规律、方间动态联系、抓主证用主方及方证相应内涵等多角度，阐明其临证运用思路。

一、经方运用源于条文而有所发挥

经方源于经典，然现代很多医者临证过于强调方药本身，却忽略了对经典条文的解读，从而影响了对经方的全面认识，故《伤寒论》中经方运用时当熟读条文，从条文中感悟经方运用思路。通过对相关条文内容的分析、总结以继承张仲景的辨证策略，提高临证辨证能力并指导辨证策略研究。然却不可过度拘泥条文，当在条文基础上，从中汲取经方运用规律并有所拓展，跳脱条文本身而灵活用之。

（一）《伤寒论》条文启迪经方临证思维

《伤寒论》中所载诸多带方药的条文对临证具有重要意义，很多情况下可启迪医者直觉思维。临证时，若对条文熟悉，则可启迪直觉思维，建立病症与相关方药之联系，而背诵不失为有效之法。唯有反复诵读，字斟句酌，反复揣摩，方能从中悟出真谛。

如笔者曾在虞山医院呼吸科遇一肺部感染老妇，消瘦乏力，气血不足，因对抗生素耐药故感染控制效果差，后触及其足背动脉搏动有力，且涩滞不爽，即刻想起《伤寒论》第247条"趺阳脉浮而涩，浮则胃气强，涩则小便数。浮涩相抟，大便则硬，其脾为约，麻子仁丸主之"，遂问及患者大便情况，家属言其许久未有排便，此典型阳明腑实伴阴津耗伤之证，给予通腑之法，便通肺疾随之亦愈。

又如吾亦曾治友人之妻，新婚不久，即发躁狂，打詈骂物，不避亲疏，多方治疗无果，友人绝望，求助于我。患者以发狂为主证，观其脉证，当属痰热蒙窍，然前医以温胆汤治疗无效。我本于直觉，想到仲景原文条文107条："胸满烦惊，小便不利，谵语，一身尽重，不可转侧者，柴胡加龙骨牡蛎汤主之。"感悟此患者不仅痰热扰心，亦有肝胆火旺之候，证机相符，遂用此方治疗，并以代赭石代替铅丹，同样可重镇安神。服汤后，患者情况稳定，两周后基本控制，至今未发。当然临证遇到精神类疾病时不可拘泥于柴胡加龙骨牡蛎汤，因此类疾病证机复杂，五脏六腑皆可为病，具体运用经方

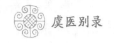

亦须对证而治。

再如第 209、214 条，给患者运用小承气汤后"转矢气"，则多提示其有燥屎内停，临证根据患者体质可考虑是否继续用承气汤治疗。我临证曾治一卵巢癌患者，身体消瘦，气血严重不足，睡眠及大便尚可，前医多用补益之法，然收效甚微，且日益严重，仔细询问，言其服用补益药物后，常转矢气，之后感觉舒畅，故推测其肠中可能有燥屎内停，遂采用通腑之法，药后患者立刻排出大量宿便，继续通补兼施一段时间后，患者气色显著改善，各项肿瘤指标亦有所下降。此患者看似虚弱，然亦有实邪，正所谓"大实有羸状"，若非矢气，恐难考虑攻下。

此外，《伤寒论》存世经方 113 首（其中禹余粮丸阙），然所载条文远多于此，除涉及具体方药的条文外，亦有不少纯粹讲医理的内容，这些条文因未载具体方药而常被后世医者所忽略，实为憾事。虽未言方药，然根据张仲景的临证经验，读者亦可以此条文推测出相关可能的治疗方案，大大拓展了经方的运用范围，如患者大便"初头硬，后必溏"，则往往提示有脾虚的病理因素，临证时根据患者具体病机可选用理中汤或半夏泻心汤等温脾或温脾化湿热之方；又如对于寒湿发黄，即后世医家所谓阴黄，在《伤寒论》第259 条仅言"于寒湿中求之"而未列方药，根据仲景祛寒湿多用温化或渗利的用药思路，故后世医家以茵陈术附汤（清代程钟龄《医学心悟》）或茵陈五苓散（《金匮要略》）治之。

（二）经方运用亦应跳脱条文而灵活用之

条文是经方运用的重要指导，然并非唯一，如果说条文是基础，那辨证及药性则是根本，在明晰证候的基础上，根据方药具体属性探索其证治思路，灵活运用经方，其治疗范围要远超越条文本身之所载。

如麻黄汤，《伤寒论》原文主要治疗伤寒表实证、咳喘证，然根据此方的辛温之性，其亦可"开鬼门"，并以"洁净腑"，宣肺以利尿，可治风水证及癃闭，也可宣肺通鼻窍，治疗寒性的鼻塞流涕、鼻窍不通之疾，如过敏性鼻炎等，还可辛温走窜，治疗寒凝经络所导致的关节疼痛、中风麻痹等疾。

又如柴胡桂枝汤，第 146 条原文言其治疗太阳少阳两感证，其中以小柴胡汤和解少阳，而以桂枝汤解表，然仔细辨析此方药物组成，柴胡剂疏肝解郁，桂枝汤外调营卫，内和脾胃，故柴胡桂枝汤亦可治疗肝脾不和之证，适合于各种压力所引起的消化系统疾病，亦有医家认为此方疏肝解郁的同时可调畅气血，治疗少阳枢机郁结不通所引起的郁病，通过网络药理学和分子对接技术，发现该方是通过多成分（槲皮素、山柰酚等154种主要化学成分）、多靶点（JUN、Akt1、ESR1等250多个相关靶点）、多通路（MAPK信号通路、PI3K-Akt信号通路等）来协同发挥抗抑郁的作用。

再如乌梅丸，此方在《伤寒论》原文中主要运用于蛔厥证，然当代随着卫生条件的改善，蛔厥之证较少，故此方被很多医者所忽略。然乌梅丸治疗蛔厥的本质在于其能改变蛔虫生活的内环境。蛔厥病机关键是脾虚肠寒，肝木夹邪热乘犯，致使脾胃气机不利，升降失常，热自胃热，寒自脾肠寒而导致上热下寒证。乌梅丸正是由于能改变这样的病证，故而达到安蛔的目的，明此医理，即可明白仲景为何亦言此方"又主久利"。此外，临证遇到相同病证之其他内伤杂病亦可考虑，吾曾治一宫寒妇科炎症患者，常年压力过大，宫寒痛经，手脚冰凉，前又因房事不洁，感染妇科炎症，每遇疲劳及压力疾病复发，视力及记忆力皆有所减退，后予乌梅丸起效。

二、经方组方严谨同时须灵活变通

仲景之方历经千年而经久不衰，历代医家皆有推崇，其组方严谨，君臣佐使相得益彰，此其疗效发挥的重要原因。然临床患者病情千变万化，证候特征时有左右，故经方亦须随之相应，不单后世医家常有加减，就连医圣自身组方也有所化裁。

（一）经方临证组方思路的严谨性

仲景之方组方灵活多变，具有大方、小方、缓方、急方、奇方、偶方、复方的"七方"组方特点，如《伤寒论》中治疗热扰咽痛的甘草汤就为奇方，即单方也；同时治法多样，涉及"宣、通、补、泄、轻、重、涩、滑、燥、湿"，即所谓"十剂"之法，如赤石脂禹余粮丸即属于涩法范畴。仲景虽未直接提出"七方""十剂"，然其组方中皆有所体现，正如清代柯琴著，余景和纂的《余注伤寒论翼》卷四"制方大法"中言"昔岐伯创七方以制病，仲景更穷其病之变幻，而尽其精微""仲景方备十剂之法，轻可散实，麻黄、葛根等汤是已；宣可去壅，栀子、瓜蒂等汤是已"，故后世有医家认为仲景医方是在七方、十剂理论指导下的实际应用，此外这些方药多传承于先人之方剂，如伊尹《汤液经》等，亦有其自身所组之方，如桂枝加芍药生姜各一两人参三两新加汤（即桂枝新加汤），皆为圣贤反复临证并不断修改完善而成，更是经过后世历代医家的不断验证，其组方之严谨性不言而喻。

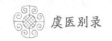

在《伤寒论》组方中，多有经典的配伍药对，两药相合，或协同一致如附子与干姜、大黄与芒硝，或相反相成如桂枝与芍药、柴胡与黄芩，或药味相化如芍药与甘草、桂枝与甘草，等，后世善用经方者，大多对经方之经典配伍深有研究；除两味药组合外，亦有三味相合者，谓之"角药"，即以中药的性味归经、七情和合、升降浮沉等为原则，将三味药物有机地结合在一起的配伍形式，或为犄角，或为连横，或为合纵，此角药思想为仲景首创，如《伤寒论》中化痰饮之五味子、干姜及细辛，攻下破瘀之大黄、桃仁及水蛭等。不管是几味药相合，如此严谨之配伍，充分体现了仲景在治疗过程中心思缜密、独具匠心。

（二）经方运用随证加减的可变性

仲景之方配伍严谨，然并非一成不变，因患者疾病瞬息万变，所用方药自然亦须随之改变，此在《伤寒论》某些相似方的药物变化及经方的方后注中有充分体现，仲景根据患者临床出现的不同情况而随之加减。

经方的可变性可体现在仲景根据临证需要变革自身处方而形成新方，此变革不仅在于药味的加减，亦在于药量的变化。如三泻心汤，假设以治疗脾弱胃强之半夏泻心汤为基础方，若患者同时伴有水停食滞，则减干姜二两并加生姜四两成生姜泻心汤，若患者中气虚甚，则加重甘草一两成甘草泻心汤；除生姜、甘草泻心汤外，黄连汤亦与半夏泻心汤有一定关系，患者出现胃热伴脾肠有寒之上热下寒证，仲景在半夏泻心汤基础上去寒凉之黄芩，加温阳之桂枝，且加重黄连剂量至三两以清上热，此为黄连汤清上温下之组方特色；又如真武汤与附子汤的药物变化亦是此理，真武汤主治阳虚水泛之证，然若寒湿侵犯关节筋脉，则去散水之生姜，加益气养阴、补虚止痛之人参，且倍用附子以加强其温阳祛湿止痛之功，从而组成附子汤，虽变动几味药物，然所治病证大有不同；此外从当归四逆汤到当归四逆加吴茱萸生姜汤，仲景根据患者寒凝厥阴的程度，加入吴茱萸及生姜以增强其暖肝经、散寒凝的力度，同时由于所加二药亦具有温胃阳的功效，故后方亦能治疗肝寒犯胃所导致的阳明虚寒证。笔者曾治一系统性红斑狼疮伴雷诺综合征的女性患者，就诊时十指指尖青紫，胃寒食欲不振，运用当归四逆加吴茱萸生姜汤效如桴鼓。

更有甚者，仲景有时并不加减药味，仅适当变动药物剂量，亦可组成新方从而治疗不同疾病，如四逆汤与通脉四逆汤，两方仅有附子与干姜的剂量不同，然前者多治阳衰阴盛证，而后者则可治疗阴盛格阳证；又如桂枝去芍药加附子汤与桂枝附子汤，后方在前方基础上，加重桂枝及附子的剂量，尤其是附子剂量，后方是前方之三倍，故主治亦随之不同，其中桂枝去芍药加附子汤主要针对胸阳损伤不足者，而桂枝附子汤重用三枚附子则可治疗风湿痹痛，由此可看出仲景运用附子剂量多样，可用一至三枚，或大者一枚；再如桂枝汤与桂枝加芍药汤，后者仅在前方基础上倍用芍药，或桂枝汤与桂枝加桂汤，后者仅在前方基础上重用了桂枝二两，所治疾病皆随之有所差异。

（三）经方加减遵守辨证亦症 - 证结合

仲景之方运用当遵循辨证论治的思想，正如《伤寒论》第16条所言"观其脉证，知犯何逆，随证治之"，具体运用时，亦须适当加减，然此加减的准则却并非绝对。就随证加减而言，此符合随证治之的思路，自然名正言顺，然仔细研读《伤寒论》，不难发现仲景亦有随症加减的情况，此在方后注中多有涉及，这些内容中仲景大多根据患者出现的具体病症而加减用药，如呕者加生姜，腹痛者去黄芩，并多有加芍药、附子，小便不利用茯苓而利者去之，下利多用干姜、白术，悸者多用桂枝、茯苓，口渴者常去半夏，加天花粉，而咳者常加五味子、干姜及细辛，等。故而症 - 证结合才是仲景方后加减的根本原则，当然两者之间亦非孤立，同时须相互参照，以咳者加五味子、干姜及细辛为例，此咳当以寒痰咳嗽为主，若热痰者，则当同时配伍石膏等寒凉之药以监制温药之热性，从而协同发挥其化痰之功。

三、经方重视方药然首先明晰理法

中医历代不乏经方研究者，对此经方的概念大多停留于仲景方药本身，甚至很多有学者提出"方证相应"，此皆促进了《伤寒杂病论》方药的研究。然我们在肯定其学术贡献的同时，须明确仲景之方临证运用并未孤立存在，而是在理法指导下的方药运用，此经方运用之根本法度，有时甚至遵理法而易方药，皆为仲景之法的体现。

（一）按理法组合叠方治疑难

仲景诸方因证而设，然临证时患者可能会多证兼夹，单一方药恐难完全契合病机，有时常需多方叠加，所谓合方治疑难之思路。在《伤寒论》中即有以此理新组之合方，如"小汗三方"之桂枝麻黄各半汤、桂枝二麻黄一汤及桂枝二越婢一汤，又如太少两解之柴胡桂枝汤等；有时虽所合之方并非由

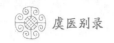

全方相合而成，而仅为其主药相合，但仍可体现某方之主要思路，如所治少阳阳明合病之大柴胡汤，即是由小柴胡汤与小承气汤之主药相合而成，又如治疗阳虚上火之附子泻心汤，即为大黄黄连泻心汤与四逆汤之主药组成的合方。后世医家亦有仿仲景合方思路，以经方主药合方治疗多种证候兼夹之疾，如《太平惠民和剂局方》所载之凉膈散，即以清宣上焦之栀子豉汤与通降中焦之调胃承气汤的主药合方而成，可治上中二焦火热证，我们运用现代研究的方法，通过拆方研究发现，以凉膈散治疗热毒型的溃疡性结肠炎或尿毒症皮肤瘙痒患者，其疗效皆显著优于单独运用的调胃承气汤或两者的差异药物，充分说明了肺肠同治合方思路的优越性。

（二）依理法组新方流异源同

经方、时方虽名称有异，然很多情况下却有相通之处，诸多时方大多是在仲景理法方药的思路上演化而成，药物组成其看似与经方不同，然流异源同。经方运用不仅在于仲景之方本身，有时亦可参照其组方思路，而以其他方药代替而成，此时虽方药已有所改变，然其理法依然源于仲景，如以四逆散为基，该方由柴胡、芍药、枳实及甘草组成，全方体现了疏肝柔肝、调理肝脾之功，后世虞山医派陶君仁参照此方组方思路，以茵陈代柴胡疏肝以防其劫肝阴，又以麦芽代枳实理气可防其破气之弊，加减组成新方柔肝饮，同样可有效调理肝脾不和之疾。此外，有时临证并非完全按照《伤寒论》中原方的组方思路，而是选择其中部分治法思路而重新组方，此亦当属仲景经方思路之体现，如第12条所载用桂枝汤治鼻鸣，该方组方思路多样，然探其所治鼻鸣之理当为"宣肺通鼻窍"，后世医家以此思路诊治鼻窍不通之疾时常有所变通，多以苍耳子、辛夷、白芷及细辛等辛温开窍之品治疗，也符合仲景治法之理。

（三）理法方药除质辨亦量辨

传统的辨证论治内容丰富，然目前医者大多以定性辨证为主，而易忽略定量辨证，即认识病证多停留于对证候性质的层面，而没有进一步从量辨的维度对疾病深入研究，这样的辨证方法并不能全面了解患者的病证特点，进而直接影响随之的方药运用。如同样是肾阳虚，《伤寒论》对患者的描述有着程度的不同，就脉象而言，有"脉沉""脉微细""脉微欲绝""利止脉不出""厥逆无脉"及"脉暴出者死"等区别，可看出其肾阳虚衰"量"的不同，而随之对应的方药也有多样，除四逆汤外，亦有通脉四逆汤、白通汤及白通加猪胆汁汤等。

除辨证外，《伤寒论》中治法及方药的运用亦须注重对量的把握：就治法而言，如汗法有峻汗、小汗、微汗等不同程度的辨析，下法则有峻下、攻下、缓下、润下及导下等不同的级别；与之对应的方剂，发汗有大青龙汤、麻黄汤、桂枝汤及桂枝麻黄各半汤等的区别，通腑亦有大陷胸汤、三承气汤、麻子仁丸及蜜煎导等的不同；仲景用药更是如此，如温阳药就有附子、干姜及桂枝等的差异，攻下药则有甘遂、芒硝、大黄、麻子仁及蜜等泻下程度的不同，活血药则有温通药（桂枝等）、活血药（桃仁等）、下血药（大黄等）及破血药（水蛭等）之差异。此外，仲景对具体给药方式亦重视对量的把握，这些量辨思想同时为中医药的现代化研究提供了重要参考。

四、经方间有别亦存动态演变关系

《伤寒论》条文之间，或是仲景之方之间，常有动态演变的过程，其间大多与疾病的传变密切相关。经方之间看似独立的个体，然亦可能存在相互关系，此与其证候间的动态密切相关，临证当从动态变化的角度去观察了解病情，在运动中把握疾病变化。

如基元与基元方之间，其中基元为一定条件限制下具有共同药物组成的复方，而基元方则是在此基础上化裁的类方，基元是基元方的基础，后者在前者基础上进行药物加减，通过研究两者间药物的差异可反映出疾病的动态变化，如以桂枝汤为基元，而桂枝加厚朴杏子汤则为其基元方，后方所治患者当为在太阳中风证的基础上出现了肺气宣降失司，此即从单纯太阳中风证累及肺脏的动态变化，另外桂枝新加汤亦当为桂枝汤的基元方，此时患者是在太阳中风证的基础上，又出现了气阴两伤的病证，故在桂枝汤的基础上加芍药、生姜及人参以益气养阴、助正达邪。

此外，非"基元 - 基元方"关系的经方所治疾病之间亦有可能存在动态变化。以太阳伤寒为例，按六经条文顺序，一般情况下，疾病从风寒表实之麻黄汤证，到外有风寒内有郁热之大青龙汤证（其 2 条文间亦有化热程度的不同，笔者认为 39 条"脉浮缓，身不疼，但重，乍有轻时"相对于 38 条"脉浮紧，发热恶寒，身疼痛"，是由于患者里热加重后经脉紧张缓解所致），又到里热重于表寒的麻黄杏仁甘草石膏汤证，再到里热炽盛之白虎汤证及阳明腑实之三承气汤证，后又到太阴病及少阴病阶段等，甚为符合临床上肺炎等外感热病的动态演变过程，其动态病机观包括正邪交争的动态过程，病

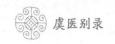

位、病性、病势、病因、病机和病性量变的精细定量等。当然有时疾病亦可越经或直中传变，或病至三阴后救治得当，阳气来复，则可由里达表，脏邪还腑等，故医者须当知常达变。

除上述太阳伤寒六经间的传变外，亦如太阳阳明合病，若以太阳病为主，患者表现为"喘而胸满"，则以麻黄汤治疗，随着疾病逐渐入里，患者表现为"自下利"，此时患者虽有下利，然仍以太阳为主，则用葛根汤治疗，可逆流挽舟、解表达邪，若疾病未控制，继续往里发展，则可能形成表证兼有胃肠湿热的状态，此时阳明病证比例逐渐加重，须用葛根黄芩黄连汤治疗。

又如太阳少阴两感证，初期少阴正气尚存，可用麻黄细辛附子汤表里双解，然随着疾病发展，加之汗后正气逐渐减弱，则去细辛加甘草，以麻黄附子甘草汤治疗，甚至再发展下去阳气继续损伤，则只能先里后表，以四逆汤等温阳治疗，若疾病出现了阴盛格阳证，当继续以相关温阳并交通阴阳的方药治疗，有时可用四逆汤，如《伤寒论》389条言："既吐且利，小便复利而大汗出，下利清谷，内寒外热，脉微欲绝者，四逆汤主之。"有时亦可用通脉四逆汤，如317条言："少阴病，下利清谷，里寒外热，手足厥逆，脉微欲绝，身反不恶寒，其人面色赤。或腹痛，或干呕，或咽痛，或利止脉不出者。通脉四逆汤主之。"此处须说明为何同样是里寒外热的阴盛格阳证，用方却有所不同，笔者认为此由机体对温阳药物的敏感性不同所决定。

此外，《伤寒论》中159条："伤寒，服汤药，下利不止，心下痞硬。服泻心汤已，复以他药下之，利不止。医以理中与之，利益甚。理中者，理中焦，此利在下焦，赤石脂禹余粮汤主之。复不止者，当利其小便。"看似失治误治，其实是反映了疾病的动态变化，当然亦可从多种下利尤其是寒利的证治思路来理解。

上述皆为疾病动态演变之表现，医者临证当把握疾病的传变规律，"先安未受邪之地"，在病证尚未进展之前果断采取"截断"疗法，及时阻止疾病的传变，此符合中医"治未病"的思想。笔者将此思想运用于虞山医派的治未病中心建设中，并以桂枝汤的调护及相关疾病传变为例，探索经方思想在治未病中心建设中的运用价值。

五、经方运用当善于抓主证用主方

仲景学说吸取了古代哲学的精华，在其辨证思想中有所体现。哲学认为任何过程中存在多种矛盾，然总有主要矛盾，要善于抓住主要矛盾，这与《伤寒论》中抓主证的思维如出一辙。所谓抓主证，即通过掌握患者主证来认识疾病，并由此认识其证候的病机本质，从而确立其论治方药。

有时患者同时有多种证候兼夹，然某一证候比例居多，则当以此主证为治疗主线，如三阳合病可以白虎汤治疗，亦有以小柴胡汤治疗，此因三阳病证偏重不同，即主证有异，故证治亦不同，此临证抓主证思想即是抓主要矛盾之体现。类似于此，仲景在治少阳阳明合病时，当患者阳明病证之程度较轻，表现为"大便溏""小便自可"及"舌上白苔"，则以小柴胡汤治之，此即抓主证之思路。我临证曾治一突发左侧听觉障碍患儿，自诉有朦胧感，内镜检查示左耳道充血水肿，受264条"少阳中风，两耳无所闻"启示，当属少阳病。此外，其大便虽一周未行，然舌苔如常，无黄燥、厚腻等，此典型少阳阳明合病，并以少阳病证为主证，遂以小柴胡汤治之。患儿服药一周即病证消失，复查内镜亦恢复正常。

六、经方运用当时刻注意鉴别用方

经方运用过程中，不同疾病、疾病不同阶段，往往诸多病症相似，导致临证用方容易混淆，产生不良后果，故须善于运用鉴别之法。就如同样是脾虚之证，《伤寒论》中既有脾虚气血不足证，可用桂枝汤、桂枝加芍药汤及小建中汤等，又有脾虚寒湿内停之证，可用理中丸、桂枝人参汤等，若混淆用之，则会导致滋腻生湿或燥热伤阴之弊。

又如同样是喘证，病因诸多，此时须将各可能情况进行对比，逐个排除导致此相似症状的不同病证。如《伤寒论》63条所言"发汗后，不可更行桂枝汤，汗出而喘，无大热者，可与麻黄杏仁甘草石膏汤"，该条文围绕"喘"展开论述，为鉴别相似症状之范例。《伤寒论》中，诸方皆可治喘，如麻黄汤、小青龙汤、桂枝加厚朴杏子汤及葛根黄芩黄连汤等。然原文中"不可更行桂枝汤"，说明患者非太阳中风证，而桂枝加厚朴杏子汤证为太阳中风兼有喘逆，故可排除；"汗出而喘"说明患者有汗，非太阳伤寒证，仅四字又将麻黄汤证及小青龙汤证排除，因其之喘伴卫闭营郁，不当有汗；就"无大热者"而言，亦将有发热表现之白虎汤证、葛根黄芩黄连汤证等排除，此两方证之喘为肠热迫肺所引起，盖肺与大肠相表里，经络相连，故里热蒸腾，循经上攻，肺失宣降，肺气上逆而出现喘。综合分析，患者之喘更可能为邪热壅肺，肺气阻滞所致，因而当用麻杏石甘汤以清宣肺热。仲景通过不断分

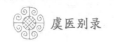

析排除，得出最可能之诊断结果，虽不能完全确诊，然至少准确性大为
提高。

七、经方运用当辩证看待方证相应

所谓方证，即是某方所治之证，如《伤寒论》中所载"桂枝证""柴胡
证"即有方证之概念，后经孙思邈、柯韵伯及胡希恕等医家的不断完善而逐
渐成熟；而方证相应则是方与病证之对应，明确提出"方证相对"并给予定
义者应是日本江户时期的名医吉益东洞，其言："夫仲景之为方也有法，方
证相对也。"此为"有是证用是方"的理论依据。但是须强调，虽仲景已提
出方证相应的思路，然却并未对此绝对化，即其未言方与证必然相应。

（一）方证相应为临床诊治疾病提供直观便利

方证相应，某方对应某证，而某证又可用某方治疗，直接在方与证之间
建立了辨证论治的桥梁，简化了复杂的辨证程序，甚至都去除了对病机的描
述而仅以方名之，对于很多繁忙的医者而言，此辨证方法迅速简便容易上
手，故而深受欢迎。不可否认，方证相应的辨证方式，确实可启迪医者的临
证思维，尤其是为初学中医者提供了便利的思辨模式，作为传统辨证论治的
一种补充，值得在临床推广。

（二）方证相应有时亦会存在缺陷须辩证看之

同时我们亦须提出，任何一种简化的辨证方式皆有其缺陷，人体是个复
杂的体系，期许以区区数方就概述患者疾病特征，虽看似简单，然有时尚显
不足，当辩证看待之。就如同样是小柴胡汤，其可治少阳病，亦可治少阳阳
明合病，甚可治三阳合病，又如同样是瘀热互结证，治疗可有桃核承气汤、
抵当汤及抵当丸等方药的差异，此因不同复合证中可有某单证的偏重，或同
样证候亦有程度的不同，正如之前所言，辨证当有定性辨证与定量辨证之差
异，其中有一深层次的含义，即方证相应并非"一方一证"，亦非"一证一
方"，而是理法方药与证之间的广义相应，甚至包括药物剂量、配伍比例与
病证相应，剂型与病证相应，煎服法与病证相应等，而不可简单地某方与某
证相应。

故运用经方原方方证对应非一成不变，须掌握以经类证、以方类证、明
辨主证、守证守方、药随证变、方随证合、量随证更、平脉辨证及依时辨证

等方证原则，灵活运用经方及时方，方随证变，证与方合。此外，亦有学者为简化《伤寒论》方证辨证在临床应用时的思辨过程，根据临床经验总结出"收缩圈思维"，其以患者的"主症"为切入点建立"收缩圈"，根据四诊信息对其进行"收缩"，以此选择最佳处方用药。在此次新冠病毒防治过程中，仲景经方发挥了重要贡献，然此"经方"并非单纯的某方与某证的简单对应，而是灵活运用动态思维及经时方互补的全新经方理念，做到了在理法层面的方证相应。这些观点皆是对"一方一证、一证一方"理论的辩证看法，值得我们深思。

最后在经方教育方面，我们亦当以正确的"方证相应观"为切入点，传授学生原汁原味的经方思想，不仅是具体的方药组成及用药剂量，更是辨证条文及文字背后所蕴含的隐性知识，教育学生理解方证相应的同时，亦让其明白存在的缺陷，在日后临证工作中及时避免错误。中医教育关乎中医之未来，更关系到病患的生命健康，不可盲目进行简单粗暴的植入式教育，而当通过对仲景原文的分析讲解，让学生感悟方证相应真正的精髓，此当为经方教育之正轨。

结语

经方是中医千年以来凝练的临证经验总结，虽有广义、狭义之分，然目前所指经方更多的是仲景之方。吾认为研究仲景之方，应本于经典之作《伤寒杂病论》，同时亦须有所发挥；此外研究经方并非仅方药本身，而更多是理法方药的结合，要以此高度探索经方组方、加减及运用规律；同时须强调，对于经方所谓方证相应，应当为理法方药等层面的广义对应。本文围绕目前经方的普遍认识提出新的思路，还原仲景活法以期抛砖引玉。

第三节 枯血合剂在妇科疾病中的临床运用

女子以肝为本，肝藏血，劳伤过度，血气枯竭于内，血少则血不行，亦如水少则舟不行，久之渐成瘀血。女性经、血、孕、产等均易致血虚，尤易发展成为"枯血"。所谓"枯血"，我们认为妇女由于各种因素导致血液大量消耗，气随津脱，气血虚弱则运行无力，运行无力则瘀阻不畅而致血瘀；加之血虚则发热，水不足则燥气燔，血受热则煎熬成瘀成块；同时瘀血不去，新血不生，进一步加重血虚。如此往返形成一个恶性循环，此即"枯血"致

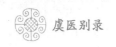

病之机理，临床上患者枯血行于局部则容易形成一系列常见的妇科病。

枯血合剂是笔者受到虞山医派妇科的学术思想影响，结合自身临证实践所创立的妇科验方。强调"枯血"治疗宜通补结合的同时，以通为主，此方由桃仁、红花、生地黄、赤芍、当归、川芎、莪术、三棱、鬼箭羽、鬼馒头、山楂、鳖甲、水蛭组成。

一、癥瘕积聚，破血消癥

前期我们运用该方治疗女性癥瘕积聚的疾病，如子宫肌瘤、乳腺小叶增生等，临床效果显著。简述如下：

王某，女，43岁。素有畸胎瘤手术史，1年前因经行乳房胀痛在某院B超诊断为乳腺小叶增生，曾服疏肝通络、健脾化湿的中成药，效果不显，每次经行前后都有乳房胀痛，甚至有刺痛感，一直未引起重视，1个月前，患者因经行时小腹疼痛难忍，乳房胀痛亦较前加重，再次检查，查B超示子宫肌瘤伴乳腺小叶增生。医生要求其手术治疗，患者因害怕手术，遂求诊于我，刻下：小腹及乳房胀痛依旧，面色枯黄，乏力，尚无腰膝酸软，食欲尚可，二便正常，舌淡红，微有紫气，有齿印，苔白腻，脉细数。从其舌观之，为湿气之体，似乎枯血合剂并不符合病机，然仔细查之，舌质微有紫气，且脉细数，推知患者虽有水气，然此为典型的"血不利则为水"，由于气血不畅，故导致水湿内停，治疗当以活血利水为其大法，前医之所以不效，乃对此认识不够，用药犹豫不决，若用药对路，必然效如桴鼓，遂处方：桃仁12g，红花3g，生地黄15g，赤芍15g，当归12g，川芎9g，莪术15g，三棱15g，鬼箭羽20g，鬼馒头20g，山楂30g，鳖甲15g，水蛭5g。1个月后，经行之时小腹及乳房胀痛皆消失，体力大振，精神亦较前好转，由此可知患者之前为典型之"大实有羸状"，因实而有虚象，气血通畅正气自然来复，患者大悦，复查B超，子宫肌瘤及乳腺小叶增生均较前缩小，唯有大便次数增多，食欲亦有所下降，此为滋腻活血之品碍胃所致，故适当减轻之前用量，加用山药、薏苡仁、砂仁等健脾理气的中药，患者服后来诉食欲、二便恢复如前，小腹及乳房胀痛亦未有发作，3个月后再次复查B超，子宫肌瘤及乳腺小叶增生均已消失，遂嘱患者每天服用适量山楂，以作善后。

二、月经不调，养血调经

此外，根据枯血的形成机制，我们认为诸多女性月经不调的疾病中亦可能存在类似情况，故临床上试着运用枯血合剂加减，治疗各种月经病，发现只要对证治疗，亦有一定疗效，简述如下：

钟某，女，37岁，连续三个月月经延期，多则一月，少则一周，量少，有血块，舌质紫暗，少苔，脉细。嘱患者月经结束后连续服用方药如下：当归12g，白芍12g，桂枝20g，桃仁12g，红花12g，生熟地各30g，川芎12g，枸杞子12g，桑椹子12g，女贞子12g，旱莲草12g，益母草20g，柏子仁12g，其间随证有所调整，后月经正常到来。此案中养血活血并用，因患者气血不足，故去除枯血合剂中破血之莪术、三棱及虫类药，缓调循序渐进，下次月经准时到来，血块亦明显减轻。

何某，女，40岁，平素月经尚正常，最近一次突然不至，延期一月有余，验血查人绒毛膜促性腺激素（HCG）显示并未怀孕，患者经期因工作压力大，每日焦虑，大便偏干，两日一次，口苦，咽干，舌红苔黄，脉弦，此由少阳、阳明合病，阳热耗伤气血所致，遂给予枯血合剂加减，同时配合少阳、阳明同治，方药如下：当归12g，白芍12g，川芎15g，桂枝20g，桃仁6g，红花6g，鬼箭羽20g，延胡索10g，吴茱萸3g，夏枯草20g，生熟地各30g，生制川军各12g，郁金12g。此案运用枯血合剂时亦减破血药，同时配伍清肝火、通腑气之药，然未用柴胡，此因气血不足之人用柴胡唯恐劫肝阴，故以夏枯草代替。患者调治两周后患者月经复来，诸火热之症亦得以缓解。此外，用药后患者大便一通，月经亦得以通畅，此符合吴又可所谓"欲求南风，需开北牖"之思路，即一通百通之意也。

钟某，女，36岁，平素月经量少，小腹怕冷，时有畏寒，倦怠乏力，此次月经虽然可至，然量甚少，患者唯恐绝经，遂寻求治疗，除上述症状外，患者经期大便亦不畅，数日一次，排便无力，舌淡，苔白，脉沉弱，此为气血阴阳俱虚导致的月经病，当给予扶正排经治疗，处方如下：黄芪、黄精各20g，枸杞子12g，桑椹子12g，生熟地各40g，当归15g，白芍15g，川芎15g，桃仁、红花各12g，生制川军各12g，山药30g，菟丝子12g，山茱萸12g，干姜9g，茵陈12g，两周后患者精神好转，排便正常，继续调服，下次月经来时量有所增多，嘱其定期调理。此为气血阴阳俱虚患者，治疗时除养血活血外，亦当考虑补气温阳，此外患者正虚导致腑气不畅，若宿便久之则会更伤正气，故须釜底抽薪，配伍通便之大黄。虽大黄久用耗伤气血，然

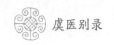

此患者短期运用月经不仅没有减少，反而恢复正常了。

代某，女，30岁，月经周期正常，然量少，有血块，有痛经，面部及头发出油，大便黏腻不爽，舌红苔黄，脉数，此湿热伴阴血不足之证，属虚实错杂复杂之候，遂先给予清利湿热、通腑排便，方用如下：茵陈12g，柴胡12g，黄芩、黄柏各12g，半枝莲30g，夏枯草20g，桃仁12g，当归15g，生制川军各15g，火麻仁、郁李仁各12g，连翘20g，龙胆草6g，半月后患者湿热证候好转，大便亦成形不黏。考虑到患者血虚不耐久攻，遂改枯血合剂加减治疗，方用：当归12g，白芍12g，木香3g，川芎15g，桂枝20g，丹参10g，延胡索10g，生熟地各30g，桃仁9g，红花9g，郁金12g，夏枯草20g，生制川军各5g，半枝莲30g，又服用十余日后，月经正常而来，经量明显增多，血块减少，亦无痛经。此为虚实错杂的复杂病证，湿热日久而导致阴血损伤，随之月经不调，我治疗时采用序贯疗法，上次月经来后采用清热燥湿、通腑泄热之法治标，随即采用养血活血，兼顾湿热，标本兼治，如此治疗得法，故而效果显著。

结语

女子病证复杂，然多与气血不足及气滞血瘀有一定关系，我们以枯血合剂为底方，养血活血，同时辨证加减，病证结合地调治癥瘕积聚及月经病等诸疾，取得了满意的效果。此外，针对女性月经病时常气血不足的情况，适当减少莪术、三棱及虫类药等破血逐瘀的中药，可缓下月经，又可顾护阴血，同时月经来之前适量减少柴胡用量亦有此意，防止其劫肝阴而影响月经的正常排泄，此为治病求本思路的体现。

第四节　伤寒学研究中"两感"之名溯源

伤寒学研究界有"两感"之说，然"两感"之名在《伤寒论》中并未直接提出，而是源于《黄帝内经》之"两感于寒"，后经《伤寒例》的补充引述，并由成无己在《注解伤寒论》中首次提出，随着历代医家对《伤寒论》的研究深入，"两感"逐渐被固定为互为表里的两经合病，如有些《伤寒论》教材直接将其定义为："两感是指表里两经同时受病，也是合病的一种，不过是表里两经的合病，如少阴病的麻黄附子细辛汤证与麻黄附子甘草汤证即是两感证。"学生以此定义去理解"两感"，则只有太阳少阴合病、阳明太阴合病及少阳厥阴合病三种情况。笔者对历代关于"两感"的文献进行了系统梳理，发现中医界多年来关于"两感"的认识是对《内经》及《伤寒例》"两感于寒"的继承，然《内经》及《伤寒例》中却并无单独提出"两感"，其"两感于寒"与"两感"也并非互词，若以目前学术界的"两感"思想去理解《伤寒论》中的同病及传变，或许并非仲景本义。

一、《内经》之"两感于寒"

"两感"之词源自《内经》，在《素问·热论》中提出"两感于寒"，其曰："人之伤于寒也，则为病热，热虽甚不死，其两感于寒而病者，必不免于死""两感于寒者，病一日，则巨阳与少阴俱病，则头痛口干而烦满。二日，则阳明与太阴俱病，则腹满身热，不欲食，谵言。三日，则少阳与厥阴俱病，则耳聋囊缩而厥，水浆不入，不知人，六日死……"由此可知，"两感于寒"是两经皆有寒，根据原文，此"寒"当为外感风寒与阳虚虚寒，分别在太阳经及少阴经，即患者初为此两经感寒，后随着疾病传变，又出现了其他表里两经俱病的情况。然值得注意的是《内经》所言为"两感于寒"，而非单言"两感"，故尚缺乏将"两感"指代互为表里阴阳两经感邪的依据。根据《内经》原文，"两感"是两经受病，是动词，具体指哪两经，要由后面的"于寒"来补充，"于寒"是说明病性，此处的"寒"和前面的"两"一起，说明是两种寒，即风寒及虚寒，故只有将"两感""于寒"两者结合起来才有后面太阳、少阴同病的情况。

若将"两感"等同于"两感于寒"，无疑是断章取义、偷换概念，比如《内经》所言"冬伤于寒，春必病温"，若按照"两感"逻辑，岂不是"冬伤"即会导致春温？邪气有风寒暑湿燥火等，仅言冬伤则感邪性质不清，同样道理，两感病邪诸多，以"两感"直接代表"两感于寒"则无疑是缩小了两感的范围。当然或许有人会说中医有"寒""邪"互词之说，然在这样寒、热两字皆有的条文中，独以"寒"指代"邪"，是否有误导读者之嫌？

二、《伤寒例》之继承

自《内经》提出"两感于寒"的概念及相关临床表现后，《伤寒例》对此思想进行了继承，亦秉承"两感于寒"的说法。当然，关于《伤寒例》是否为仲景所著，历代医家存在争议，如诸多学者有言此篇为后人尤偏于王叔

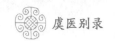

和所附，是王叔和编次《伤寒论》时所写的凡例或前言。

《伤寒例》在《内经》基础上，进一步阐述"伤于寒"与"两感于寒"的区别，曰："凡伤于寒，则为病热，热虽甚不死。若两感于寒而病者，必死。"以此强调"两感于寒"病证的严重性，其以"死"来明示其危险程度。由此可见，若将"两感"指代"两感于寒"，岂不"伤"字可指代"伤于寒"了，这明显有着逻辑错误。

此外，《伤寒例》又引录《内经》两感于寒的传变，曰："若两感于寒者，一日太阳受之，即与少阴俱病，则头痛，口干，烦满而渴；二日阳明受之，即与太阴俱病，则腹满，身热，不欲食，谵语；三日少阳受之，即与厥阴俱病，则耳聋，囊缩而厥，水浆不入，不知人者，六日死……"基本思路与《素问·热论》相一致，亦是对"两感于寒"的描述，同样非"两感"。我们姑且不论《伤寒例》出自谁手，即便是王叔和整理仲景之作，文中亦未直接提出"两感"之名，此"两感于寒"显然不可作为"两感"之名的互词。

三、《注解伤寒论》首提"两感"之名

"两感"专指互为表里之经感邪的提法可追溯到金代成无己，其在《注解伤寒论·伤寒例》中首次给"两感"定义，其言："表里俱病者，谓之两感。"至此，后世医家开始以"两感"来指代《伤寒论》中相互表里经络的病证，或者说阴阳两经表里同病，如太阳与少阴两感证、阳明与太阴两感证及少阳与厥阴两感证，此看似对《内经》及《伤寒例》思想的延续，其实本质上是偷换了概念，或者误解了成氏的观点：

其一，若成无己是以"两感"等同于《内经》之"两感于寒"，直接将"两感"之名对应到《伤寒论》中太阳与少阴两感证、阳明与太阴两感证及少阳与厥阴两感证，则犯了断章取义的错误，自此学术界关于"两感"之名以讹传讹，延续至今。从《伤寒论》原文来看，麻黄细辛附子汤证及麻黄附子甘草汤证绝非死证，要比四逆汤证及通脉四逆汤证轻得多，何谈死证？

其二，表里是一个宽泛的概念，因六经之间总是存在偏表和偏里的不同，《伤寒论》中太阳少阳并病或合病是表里为病，少阳阳明合病也是表里同病，少阳兼太阴、阳明兼少阳等亦是如此，若成无己所谓表里俱病是指六经中两经同时受邪，亦无所谓一定是互为表里的阴阳经络受邪，则"两感"

之说并非《内经》"两感于寒"之意。

其三，《伤寒论》六经与《内经》六经其实并非概念一致，张仲景只是沿用了《内经》中六经的名称，却从临床实际出发，以六类病来重新分类，虽然与《内经》所谓六经有某些相似的地方，然亦有不少不同之处，如《伤寒论》之太阳病并不包括手太阳小肠经病变，而却包括了手太阴肺经的病变，又如厥阴病不仅包括了足厥阴肝经的病变，尚有阴阳转化概念上的厥阴病。此外，《素问·热论》的六经分证是以经脉辨证为中心，范围较窄，而《伤寒论》之六经不仅是分证的纲领，而且是论治的准绳，所以直接以《内经》六经名称套用仲景六经病有所牵强。

四、后世医家对"两感"的继承发挥

（一）许叔微《伤寒九十论》

南宋许叔微在其《伤寒九十论》中记载一医案："族弟初得病，头痛口干烦渴，第三日，予往视之，则已耳聋囊缩，昏冒不知人，厥逆，水浆不下矣，予曰：'速治后事，是谓两感证，不可治矣，越三日死。'论曰：仲景论伤寒两感云，凡伤于寒，热虽甚不死，若两感于寒而病者必死。又曰：两感病俱作，治有先后，发表攻里，本自不同。既云必死，又云治有先后，何也？大抵此病，表里双传，脏腑俱病，患此者十无一生，故云必死。然仲景岂以己见而重诬后人哉？故有发表攻里之说，以勉后人，恐万世后遇大圣而得之，不欲绝望于后人，仲景之心仁矣。"通过此案可看出许氏所载"两感"即是《内经》"两感于寒"思想的延续，大凡指危重之证，同时又提出仲景为何对必死之证还提供医药，言是其仁心所致，此说法未免有所牵强，另外三阳三阴之证若是表实里虚，则当为"发表温里"，文中却言"发表攻里"，故许氏所载"两感证"似与目前学术界以麻黄细辛附子汤及麻黄附子甘草汤为主的"两感"之意不相符合。

（二）郭雍《仲景伤寒补亡论》

《仲景伤寒补亡论》是作者郭雍（宋代）鉴于当时所见《伤寒论》的残缺，引用孙思邈、庞安时及常器之等的学术思想进行辑佚补充，并融入自身的观点羽翼而成。此书中亦言"两感"，篇名《两感证五条》，同样系统引用了《内经》中关于"两感于寒"的内容，又对后世医家的理解进行了辩证看

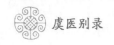

待，此外还引用了庞氏对"两感证"脉象的认识："两感之疾，素问无脉候，今详之，凡脉沉者，皆属阴也，一日脉当沉而大，沉者，少阴也，大者，太阳也，二日脉当沉而长，三日脉当沉而弦，乃以合表里之脉，沉长弦皆隐于沉大也，凡三阴无合病，惟三阳有合病，今三阳与三阴合病，故其脉似沉紧而大，似沉实而长，亦类革至之死脉也。"通过对郭氏"两感"内容及脉象的论述，可看出其亦未脱离成无己之说的窠臼。

（三）张景岳《景岳全书》

明代张景岳在《景岳全书》中亦引用了《内经》"两感于寒"的概念，并对"两感"进行论述，其言："若其邪自外入，而外甚于里者，必当以外为主治，而兼调其内。若其邪因虚袭，而元气不支者，速宜单顾根本，不可攻邪，但使元阳不败，则敌强亦将自解，其庶几乎有，可望也。此证变态非常，故不可凿言方治。"可看出张景岳相对于《内经》所言两感之死证，已有新的认识，并围绕表里同治，根据表实、里虚的程度及缓急进行辨证论治。此外，张氏亦引用其弟子钱祯之说，对"两感"之因进行了分析，其言："少阴先溃于内，而太阳继之于外者，即纵情肆欲之两感；太阴受伤于里，而阳明感于表者，即劳倦竭力，饮食不调之两感也；厥阴气逆于脏，少阳复病于腑者，即七情不慎疲筋败血之两感也。"钱祯所论之"两感"概念虽亦是涉及相互表里两经的病变，然明显与《内经》及《伤寒例》中所论三日传变的"两感"有所不同，其太阳少阴同病、阳明太阴同病及少阳厥阴同病之间的病变是相对独立的，在形式上与目前学术界所谓"两感"概念有所接近，然严重程度上依然区别甚大。

（四）其他医家

此外，亦有其他诸多医家对"两感"进行论述，如明末清初李中梓《医宗必读》谓"两感"为"日传两经阴阳俱病"，清代俞根初《通俗伤寒论》就直接称为"两感伤寒"等，多为对表里阴阳两感的延续。而当代医家张守林将《内经》"两感于寒"运用于临床，其在文中始终突出"两感于寒"，而非"两感"，可看出作者对经典认识的严谨。

当然亦有医家对"两感"思想进行了变革，将其灵活运用于其他诸多病证中：如清代杨栗山《伤寒瘟疫条辨》，不仅受到《内经》中"两感于寒"思想的启发，同时又继承了刘河间等医家治温的临证经验，灵活变通前人之说。杨氏将"两感"学说引入温病学范畴，甚为推崇刘氏的双解散，此方主治伤寒温病伴表里实热，方中防风及麻黄解表，薄荷及荆芥清上，大黄及芒硝清泄胃肠，滑石及栀子清利水道，桔梗及石膏清肺胃之邪，连翘祛诸经之游火，川芎、当归及芍药养肝血以息肝风，白术及甘草健运脾土，杨氏在此基础上，将解表药改为僵蚕及蝉蜕疏散疫气、散结通络、升阳解毒，将香窜、走泄、壅滞之品易为黄连及姜黄，辟邪除恶，并更名为增损双解散，以解郁散结、清热导滞，用治邪热自三阴传至三阳的两感证，通过具体方药可看出，杨氏之"两感"更偏于温病之"卫分""气分"；亦有医家根据仲景之说重新理解"两感"即两经受邪之意，更有医者直接提出"两感邪气"之说，言患者同时感受寒温之邪，由此可见，此处"两感"为同时感受两种邪气之意，已完全跳出了《内经》"两感于寒"之框架，回归了"两感"二字的文字本源。

五、目前伤寒学研究中的"两感证"与《内经》"两感于寒"的区别

《伤寒论》中并无对"两感证"的直接描述，目前学术界的认识都是后世医家的主观理解，因为《内经》"两伤于寒"涉及太阳及少阴、阳明及太阴、少阳及厥阴的病变，所以诸多研究者就将《伤寒论》中涉及上述三种情况的同病定义为"两感证"，如《伤寒论》301条言："少阴病，始得之，反发热脉沉者，麻黄细辛附子汤主之。"302条言："少阴病，得之二三日，麻黄附子甘草汤微发汗。以二三日无证，故微发汗也。"此两方就被称为太阳少阴两感证。若以此思路去理解，岂不"半夏泻心汤证""生姜泻心汤证"及"甘草泻心汤证"亦可称为"两感证"了？因其同样涉及互为表里两经的病变，即阳明及太阴病变，按照《内经》的传变顺序，其程度当比麻黄细辛附子汤证及麻黄附子甘草汤证更严重，然而我们根据此两类"两感证"患者的神、色、舌、脉、症等外在表现来查其病势演变严重程度，发现事实却并非如此，显然治阳明太阴同病的半夏泻心汤类方对应的证候要轻。

此外，伤寒学研究中太阳少阴两感证可用麻黄细辛附子汤及麻黄附子甘草汤所能治，尤其是302条，相对于301条"始得之"已是"得之二三日"，患者随着时间推移，疾病并未如《内经》所论向阳明太阴同病及少阳厥阴同病转变，并且与《内经》"两感于寒"之死证相去甚远，从而可以看出目前伤寒学研究中的"两感证"与《内经》"两感于寒"并非同一概念。目前伤寒学研究中所谓"表里两经同时受病"的"两感"概念是对《内经》"两感于寒"的曲解，混淆了《伤寒论》中表里两经病变的概念，将原本"两感"

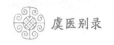

之意复杂化，恐非仲景原意。

故笔者提出，伤寒学研究中的"两感证"当为"广义两感"：即两经同病，然并非仅限于互为表里的两经病变，其他两经同病也可包括在内；此外亦有广义表里同病的意思，即相对而言的偏表及偏里两经同病，甚至还包括同一经的经腑表里同病情况。就两经同病而言，可包括各种两经兼夹为病，除《内经》"两感于寒"所谓之太阳少阴两感证、阳明太阴两感证及少阳厥阴两感证外，亦包括其他的情况，如太阳太阴兼夹的桂枝汤证，太阳少阳同病的柴胡桂枝汤证及少阳阳明合病的大柴胡汤证、柴胡加芒硝汤证等，甚至有时若是患者三经同时受邪，如"三阳合病"，我们亦可以理解为"三感"。就广义表里同病而言，具体内容亦较多，如40条所谓外寒内饮证："伤寒表不解，心下有水气……小青龙汤主之。"又如71条太阳蓄水证所谓："……若脉浮，小便不利，微热消渴者，五苓散主之。"再如106条太阳蓄血证所谓："太阳病不解，热结膀胱……外解已，但少腹急结者，乃可攻之，宜桃核承气汤。"

按照目前伤寒学研究中"两感"的概念，两感当属合病，并且为互为表里的两经合病，然在"广义两感"概念下，只要是两经感邪，不管疾病是如何发病及传变，皆为"两感"之范畴，其不仅涉及互为表里两经的合病，而且亦包括其他两经合病及并病的相关内容，甚至同一经的经腑同病亦可被纳入，如此大大拓展了"两感"的范畴。

六、基于"广义两感"的柯氏治"两感"五法

根据上述论述，我们可以看出，目前学术界对"两感"的认识是对《内经》"两感于寒"的继承，但就"两感"之名而言有断章取义之嫌，由于历代不少医家的误传，使"两感"之意受到严重的曲解与限制。根据上述，《内经》"两感"除了指两经同病外，亦有广义表里同病的意思，柯琴在《伤寒来苏集》中指出："仲景治表里证，有两解表里者，有只解表而里自和者，有和里而表自解者，先救里后解表，先解表后攻里，遂成五法。"此虽为表里治疗的基本原则，然根据"广义两感"的概念，亦可以看作是治"两感"的基本思路。

围绕"两感五法"，可指导《伤寒论》中的经方运用，具体思路如下：①两感并重，表里可双解，在表里两感病证皆比较轻，或程度差不多的时候，可采用表里双解之法，如小青龙汤、桂枝人参汤、柴胡桂枝汤及麻黄细

辛附子汤等条文即是如此。②表重里微，解表可和里，如仲景治疗太阳阳明合病，当阳明病证较轻，以太阳病"喘而胸满"等症为主的时候，则可用麻黄汤治疗，表解则里自和，此外葛根汤条文虽言"自下利"，然其根本原因在于外邪袭表，正气抗邪于表，不能顾护于里，里气升降失常，由此导致的下利，疾病依然以太阳表证为主，故可以解表为主的葛根汤逆流挽舟治疗。③里重表轻，和里表自解，如抵当汤的条文124条："太阳病六七日，表证仍在，脉微而沉，反不结胸，其人发狂者，以热在下焦，少腹当硬满。小便自利者，下血乃愈。"疾病为表证伴瘀热互结的蓄血证，然在里之瘀热过重，故治疗时无需再解表，直接攻下瘀热。④里重表缓，先里后解表，当患者里证较重，尤其是里虚严重时，当先顾里，后再解表，正如91条所言："伤寒，医下之，续得下利清谷不止，身疼痛者，急当救里。后身疼痛，清便自调者，急当救表。救里，宜四逆汤；救表，宜桂枝汤。"当里虚严重时，须先扶正后祛邪，反之则运用汗法更伤正气。⑤表重里轻，当先表后里，此表兼里实证治疗之常法，如桃核承气汤的条文106条"……其外不解者，尚未可攻，当先解其外。外解已，但少腹急结者，乃可攻之……"

结语

目前伤寒学研究界关于"两感"或"两感证"之认识大多源自《黄帝内经》的"两感于寒"，认为互为表里的阴阳两经同时受邪，然这是对《内经》思想的误传。笔者通过对《内经》"两感于寒"及后世"两感"思想传承演化的溯源，发现后世诸多医家所谓之"两感证"实为"两感于寒"之意，如此而言，就将"两感"本意局限化了。此外，就《内经》"两感于寒"而言，初始为肾虚感邪，渐到脾胃之气衰败，再到阴阳厥逆，直至死亡，是非常严重的疾病，绝非单纯互为表里的两经受邪，若以此"两感"概念去解释《伤寒论》中的同病及表里传变，则会扭曲仲景传变思想的内涵，更会影响临床上对"两感"理论的实际运用。同时须强调，表里两经同病与表里同病不是同一概念，表里两经同病往往特指太阳经与少阴经同病、阳明经与太阴经同病及少阳经与厥阴经同病，而表里同病则范围比较广，其不仅包括互为表里两经的同病，亦包括其他两经的同病，甚至是同一经的经腑表里同病，此为"广义两感"的真正内涵。中医经典教育是中医教育的核心，故经典的教材甚为重要，理解经典思想当追根溯源，并根据前后文，分析条文背后所蕴藏的深层次含义，而不可简单缩写，更不可断章取义，若随便跟风，以讹传讹，即使经过千年仍须纠之。

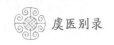

第五节　虞山医派治未病思想及中心建设

虞山医派是江苏常熟地区形成的中医流派，代表人物有缪希雍、喻嘉言、余听鸿及陶君仁等，其皆重视治未病，如缪希雍治吐血三要法时"宜补肝不宜伐肝"，通过顾护肝之气血，以促其藏血，防止肝不藏血而出血，且不宜攻伐，否则肝不藏血，更加重出血；如喻嘉言之秋燥论，其认为入秋并不遂燥，是大热之后，继以凉生，凉生而热解，渐至大凉，燥令乃行，虽然燥生于秋冷，但其性异于寒湿，却常偏于火热，并且燥为秋金主气，故易伤肺脏，因此适此时令强调治燥忌用辛香行气之品，以防伤津助燥，亦可适当滋养肺阴，以防肺燥；又如余听鸿强调顾护人体胃气，留得一分胃气，便有一线生机，借此判断药后转归及预后；再如陶君仁临证强调柔肝和胃，其认为肝胆、脾胃同属中焦，病变往往相互影响，故治疗时亦应相互顾及，"见肝之病，知肝传脾，当先实脾"，而脾胃之病，土虚日久亦会导致木郁，故治宜柔肝，先安未受邪之地，此皆治未病思想之体现。

此外，虞山医派秉承仲景之说，历代医家对《伤寒杂病论》的传承发展具有重要贡献，除研习医圣治已病思想外，对其治未病的精髓亦有深刻感悟。博古通今，我们在常熟建立了虞山医派治未病研究中心，中心延续从经典中萃取治未病的思路。以桂枝汤为例，被后世称为群方之冠，不仅由于该方疗效显著，且在于其所体现的治未病思想，此对治未病研究中心建设具有重要指导意义。随着近年来国家对治未病研究的逐渐深入，要求我们在现代医院治未病中心建设中除充分挖掘《伤寒杂病论》等经典著作理论，对其治未病思想进行深入研究之外，亦需与现代科技相结合，积极推动该理论现代化建设，正所谓古为今用。下以桂枝汤证为例，简述其所体现的治未病思想及对虞山医派治未病研究中心建设的启示。

一、源"先其时发汗"理念，力求防患于未然

"先其时发汗"为仲景《伤寒论》54条中所记载，"病人脏无他病，时发热、自汗出而不愈者，此卫气不和也，先其时发汗则愈，宜桂枝汤"。此由于患者发热汗出呈"时发"的特点，治疗应在其疾病发作之前，先给予截断疗法，而不可延误给药时间，唯恐药时不佳及药力不够。此不仅为仲景汗法的一种方式，更体现了其"先其时"的治未病思想，正如其《伤寒例》中所言："凡人有疾，不时即治，隐忍冀差，以成痼疾，小儿女子益以滋甚，

时气不和，便当早言，寻其邪由，及在腠理，以时治之，罕有不愈者。患人忍之，数日乃说，邪气入脏，则难可制，此为家有患，备虑之要。"

"先其时发汗"中"先其时"思想为我们中心建设的首要理念，此为提前诊治临床亚健康及慢性疾病的"未病"人群提出了必要性。鉴于此，我们主要围绕以下三大方面开展工作：

建立"医院-社区互接模式"，鼓励各科室中高级专家医生定期深入周边社区健康宣教，并在此成立治未病流动站，使治未病思想深入普通民众之中，积极促进治未病的基层建设。

建立"慢病人群定期随访模式"，加强患者出院后管理，并引入延续护理的理念，构建良好医患沟通途径，为慢病患者提供及时有效的防治措施。

建立"常见慢性病定期针对性体检模式"，在尚未确诊患者中筛选慢病后备军，本着有病先知，有病先防的理念，积极迎接慢病时代治未病挑战。

二、坚持药食同源思想，辨证施膳治未病

仲景在《伤寒杂病论》中选用大量食用性中药，含有这类食用性药物的处方更是占全部配方的70%~80%，以桂枝、甘草、生姜、大枣使用最为频繁。就桂枝汤而言，亦实则为一张药膳处方，甚有观点认为其为中医食疗第一方，此不仅体现在其药物组成上，药后啜粥调理亦是如此，仲景以此方作为其群方之首，可充分预见其药食同源的治疗学思想。

受此启发，我们在治未病中心针对不同体质"未病人群"设立了辨证施膳馆，由高年资主任中医师坐诊，并实时建立起体质药膳档案，以便日后建立药膳规范化诊疗模式，正所谓养正御邪，未病先防，既病防变，瘥后防复，努力将中医药膳贯穿于治未病整个过程，此思路在临床对调治各种慢性消耗性疾病患者具有重要指导意义，笔者始终将此思路贯穿各恶性肿瘤的证治过程中，曾遇一食管癌患者，有轻度吞咽困难，嘱其除服用正常中医扶正祛邪外，亦配合食疗，仿虞山医派缪希雍噎膈膏思路，运用牛奶、甘蔗汁、蜂蜜汁等，作为患者长期饮料，调养一年余，诸症缓解，面红如润，体重正常，检查癌疾亦尚未进展；再如一肺部恶性肿瘤患者，伴有轻度贫血，嘱其每周两次黄豆猪蹄汤，病已五年，癌毒不仅未有转移，且贫血之症亦不复存在。

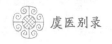

三、延伸仲景针药同治，内外结合愈顽疾

仲景甚重视外治思想，如其常采用针药同治的方法，不仅可共奏祛邪之功，更能防患于未然，《伤寒论》第24条言"太阳病，初服桂枝汤，反烦不解者，先刺风池、风府，却与桂枝汤则愈"，第8条亦言"太阳病，头痛至七日以上自愈者，以行其经尽故也；若欲作再经者，针足阳明，使经不传则愈"。除与桂枝汤相关条文涉及外治法外，本书其他内容亦有外治思路之体现，如治疗阳明腑实伴肠道阴液枯竭患者，采用蜜煎导法，或土瓜根及猪胆汁汤灌肠的外治之法，既通腑气，又顾正气，一举两得。

针对近年来本学科团队所承担的国家科学技术部外治法优势项目，如何将内病外治与治未病合理地嫁接，将是本学科未来发展的方向之一。为此，中心将中医外治项目从治疗传统外科疾病向内外科并治转变，积极开展药浴治疗各种疼痛、顽固性失眠及慢性肾脏病等内科疑难杂症；敷脐捏脊治疗小儿食积腹泻；穴位贴敷疗法防治慢性气管炎哮喘；穴位注射中药离子导入防治慢性肾脏疾病等多种内病外治特色疗法。

四、慢病防治重在调和，强化多科室合作

桂枝汤具有发汗解肌之功，目前研究大多将其归于"汗法"之列，但随着对其药理作用研究深入，实质的探讨以及临床的实践检验，发现此方对于"和法"的体现其实并不亚于"汗法"，主要围绕调和营卫、调和脾胃及调和气血三方面，故可同时被广泛运用于各种内伤杂病防治中，正所谓在外有和营卫之功，在内则有调理气血阴阳及脾胃之用。析其原因，此由于目前各种杂病往往伴有营卫、脾胃及气血不和等共同病理基础，桂枝汤运用的广泛性在于其"抓主证"的治疗思路，该思路在治未病中心建设中具有重要指导意义。

随着时代发展，以心脑血管病、癌症、糖尿病和慢性呼吸系统疾病等为代表的慢性病逐渐成为世界上最主要的公共卫生问题，在慢性病时代，如何防止疾病复发及恶化，将成为各科患者共同面对的挑战，维持营卫、脾胃及气血的调和对其疾病的愈后至关重要。以脑病科为例，随着近年来人口老龄化趋势的加重，阿尔茨海默病患者的发病率逐年升高，此类患者除先天肾气衰弱外，与后天之本脾胃的虚弱及气血失调亦密切相关，故针对此类疾病的预防，本中心给予刚出现记忆力下降征兆的中老年患者脾肾、气血同调的保

养措施，效果显著。

此外，鉴于中医各科一脉相承的调和理念，为此，治未病中心与医院其他科室紧密结合，对各种慢性疾病出院患者进行定期随访，饮食起居、功能锻炼等健康宣教，如引入传统中医太极拳、八段锦及五禽戏等健身项目，通过拍摄教学微视频并在各种自媒体播放，引导患者网络自学，此外，引入现代延续护理等理念，促进患者出院后更好地康复，此皆为中医治未病思路之体现。

五、重视鉴别排除诊断，倡治未病现代化

仲景非常重视鉴别排除的诊断思路，在桂枝汤运用中亦有所体现，如其在与白虎汤鉴别时云："服桂枝汤，大汗出，脉洪大者，与桂枝汤，如前法。"（25条）又如其在与麻黄汤鉴别时云："桂枝本为解肌，若其人脉浮紧，发热汗不出者，不可与之也。常须识之，勿令误也。"（16条下）再如其在桂枝汤禁忌时提出非桂枝汤适应证，除上述16条下与麻黄汤鉴别外，尚云："若酒客病，不可与桂枝汤，得之则呕，以酒客不喜甘故也。"（17条）"凡服桂枝汤吐者，其后必吐脓血也。"（19条）此皆为其鉴别排除诊断的思路体现。

现代诊疗技术的提高，为我们延伸治未病的鉴别诊断提供了重要依据，大量的研究报道认为，疾病的功能、代谢改变往往会先于其形态的改变，而在功能和代谢改变之前，则往往已有基因及其表达异常，此外功能影像在形态影像之外另辟蹊径，为提前得出"亚健康"状态、疾病前期状态或将发生疾病的趋势评价提供了可能。基于此，中心除进行原先中医四诊合参，西医三大常规、生化等检查外，成立以基因检测及影像学检查为特色的未病先防体检项目，为疾病早期鉴别排除诊断赢得先机，此不仅可提升医院治未病中心的技术层次，更可深入开展治未病的现代机制研究。

六、定性定量辨证结合，促治未病信息化

纵观仲景众多桂枝汤条文，除53、54条内伤杂病治疗外，剩下外感病条文多达十余条，在其间12、13条为太阳中风证典型条文，而多数为不典型条文，试问仲景如此惜墨如金，为何分别记载这些看似独立的条文，可否将这些条文合并为一条？这样不仅便于整理，更利于后世医家学习。答案是

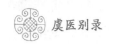

否定的，原因在于此看似独立的条文其实有着重要的寓意，其反映了桂枝汤所治不同疾病状态的正邪力量消长，即仲景告诉我们桂枝汤的临床运用区间，即有典型的桂枝汤适应证，亦有该方不典型的证治运用，然在一定范围内皆可考虑运用之，当然其剂量可能存在一定差异，此为仲景定量辨证思想的重要体现。

上述可知，仲景辨证论治思想除定性辨证外，尚有定量辨证，而这种量化思想对疾病的现代诊疗亦具有重要意义。随着近年来治未病与健康管理得到广泛关注，制定细化的、量化的、可操作的标准考核方案，以防患于未然势在必行。我们治未病中心建设中的重点项目之一即是医疗信息数字化，根本目标是实现全局化的医疗信息共享，将数字化医院包括的功能模块即临床系统电子病历（CIS）、医院管理系统（HIS）、医学影像存储和传输管理系统（PACS）三个部分有机地系统地整合在一起，可更好地实现对病例资料的量化分层处理及研究，此在未来对于治未病中心的信息共享、管理，信息的挖掘利用乃至以后形成规范化研究都具有极大的价值。

结语

虞山医派历代医家善于从经典中汲取精华，对《伤寒杂病论》尤为重视，此书对前人"治未病"思想进行了系统的阐发与运用，对后世治未病学术发展具有重要指导意义，在中医治未病理论发展史上具有承前启后的作用。本文通过对仲景群方之冠桂枝汤所蕴含的治未病思想分析提炼，并将其与现代诊疗技术相结合展开论述，简述虞山医派治未病研究中心的建设经验，为中医治未病中心建设提供参考。

第六节 基于"虞山医派'术德合一'思想" 课程建设谈中医流派教育

虞山医派要长久传承发展，医派教育势在必行，为此吾专门开设了"虞山医派'术德合一'思想"课程，为虞山医派培养后起之秀。

一、简述虞山医派教育方式

中医的教育方式比较多样，古代主要以自学、师承、私淑及交流等模式进行，以虞山医派为例，缪希雍学医是因其自身患疟，自检方书治愈，故自学成医，此方式对于古代读书人而言比较常见，正所谓"秀才学医笼中捉鸡"；当然师承还是自古中医学习的重要途径，缪氏诸多弟子如丁元荐等即为师承而成，虞山医派周本善亦师承裴雁宾等医学大家；另外亦有私淑方式，即虽未得到某人的亲身教授，而又敬仰他的学问并尊之为师，受其影响，如钱天来私淑喻嘉言，对其伤寒错简重订学说有所继承，又如陶君仁学医除师承教育外，亦有私淑盐山张锡纯，深受其《医学衷中参西录》思想的影响；此外虞山医派诸多学术思想的形成亦与同道交流密切相关，如缪希雍与金坛王肯堂，与钱塘卢复、卢之颐父子的学术交流，又如裴雁宾与我国中医儿科学代表人物江育仁的君子之交等。

随着当代中医药事业的发展，虞山医派的教育方式亦不断丰富，如课堂教育、临床带教、学术研讨及网络化教学等，使中医学子有更多的途径接触中医知识，以此为契机，吾开设了"虞山医派'术德合一'思想"课程，采用院校教师联合的培养方式，加强师资队伍建设，使学生更好地做到理论联系实际，并选用《伤寒琢》《医经条解》《虞医别录》及《陶君仁临证要旨》等作为教学参考书籍，取得了显著成效。

二、虞山医派"术德合一"思想摘录

医派教育中，医德与医术同为重要，而医德更是医者学医之首要，虞山医派历代医家秉承"术德合一"的临证及治学理念，如缪希雍、张省斋、方仁渊、余听鸿及陶君仁等，详见本书第一章第一节。

三、梳理虞山医派课程教学大纲

本课程系统梳理了虞山医派的历史人文背景及学术贡献，除摘引虞山医派医德思想外，对历代医家的临证思想亦进行梳理，归纳医派学术思想相关的课程教学大纲，具体如下：

总论部分：①虞山医派历史人文背景；②虞山医派对仲景之说北学南移的学术贡献；③虞山医派在江苏地方医派中的地位；④虞山医派"术德合

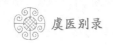

一"思想；⑤虞山医派历代医家学术思想传承发展脉络；⑥虞山医派先贤理论古法今用；⑦虞山医派学术传承发展的路径。

分论部分：围绕赵开美（①赵氏藏书刻书对江南文化的历史贡献；②《仲景全书》的刊刻及传播）、缪希雍（①脾阴说；②治气三法、治吐血三法；③伤寒时地议；④内虚暗风说；⑤治痢七法；⑥脾胃思想）、喻嘉言（①喻氏三书概述；②喻氏之逆流挽舟、秋燥论、大气论及添油覆灰等经典理论；③喻氏议病式）、柯韵伯（①《伤寒来苏集》概述；②六经地面学说、六经纵横论等观点；③柯氏方证学说；④柯氏寒温一体思想）、钱天来（①《伤寒论溯源集》概述；②《伤寒论》病因分类论；③钱天来、喻嘉言与柯韵伯关于三纲鼎立说的各自观点立场；④六经自受论；⑤钱氏取象比类思想；⑥六经阴阳论）、余听鸿（①余氏内外科思想；②余氏肿瘤门治疗思想；③余氏痿证治疗思想；④余氏食疗学思想）、金兰升（①金氏温病学术思想概述；②清透法的内涵及临证应用）、方仁渊（①中风非风说；②秋燥夹湿说；③运气说；④方氏补益思想）、陶君仁（①陶氏柔肝思想；②陶氏生药运用特色；③陶氏膏方思想）、裴雁宾（①裴氏儿科思想；②裴氏温病思想）、江育仁（①脾贵运不在补思想；②儿科经方思想；③儿科整体观）、马俊杰（①《伤寒琢》学术思想；②《虞医别录》学术思想；③《医经条解》学术思想）等医家学者的"术德合一"思想展开教学。

此外需要强调，中医实习生的临床教学有别于单纯的学校课堂教学，其教学内容除传统理论知识外，亦包括实践操作技能，为此我们专门从历代医家的学术著作中，凝练出其四诊合参的诊治思路，在实际传授过程中，重视其实践操作的训练，使其知所以然，更知如何然。如在余听鸿外科思想的教学环节，我们专门进行了余氏膏药的制作及临床实际操作教学；又如在裴雁宾学术思想的课程教学中，我们针对裴氏特色疗法裴麦粉，设计了相关的教学环节，让学生亲身体会其制作工艺，配伍思路及炒制火候等。

四、课程教学及考核模式探索

根据虞山医派的学术及教学特点，吾开设了"虞山医派'术德合一'思想"课程，主要针对中医相关专业实习生展开教学。在平时临床带教过程中配合"虞山医派'术德合一'思想"课程教育，融入虞山医派历代医家"术德合一"思想及学术传承脉络的相关内容，重点加强学生临证实践及医德培养，课程占 36 课时。

学习结束后进行课程考核，分为临床标准化病人（SP）考核及试卷考试。其中 SP 考核又可分为中医临床诊疗操作、医德考核及 SP 主观感受三个方面，皆采用百分制，各占总成绩 20%，由专门 SP 现场模拟，学生通过望闻问切后出具相关诊疗方案。

教师提前从题库选取 5 个经典病证，如太阳中风证、痞证、脾约、湿热黄疸及血虚寒凝厥证（具体可有所调整），现场由学生随机抽取，若考生问及患者体型、舌苔及脉象等问题，则 SP 通过纸条告之。

医术考核标准参考《中医临床教程》，医德考核参考《医务人员医德规范及其实施办法》，由其他三位非任课老师担任考官，在学生不知情的情况下（仅告知其为平时练习），通过学校或医院电教中心的课程视频监控，观察学生诊疗态度、问诊要点及操作规范等，并结合其最后诊疗方案进行评分，每个项目取三位老师的平均分。

同时试卷考试亦由其他老师命题并监考批阅，同样以百分制评分，占总成绩 40%。最后将医德、医术两大考核部分，四部分成绩（笔试、教师评医术、教师评医德、SP 患者感受）按比例计算总成绩。

此外，学生进行教学及考核后，通过任课教师及学生的反馈，初步了解本课程床边教学模式利与弊、对学生临床实践能力的影响及考核模式的优势。评价一门课的好坏，不仅在于课程本身，授课教师的水准及学生的学习态度亦甚为重要，为更好传承发展虞山先贤的学术思想，我们对教师的选择及培训亦甚为重视，不仅要求理论水平过硬，而且须对虞山医派有历史使命感，以此精神感染学生，方可使其学有所成。

五、关于医派教学及考核模式特点的思考

为更好地促进虞山医派的学术传承，我们从立德树人的角度，开设"虞山医派'术德合一'思想"课程，对中医实习生进行了全面的教育，为中医流派教育提供参考，具有如下特点：

（一）围绕医派教育的特色性

中医流派是中医学的特色内容，由于各地气候、人文、饮食及人体质的差异，诞生了不同地域性的医学流派，其医学思想史符合当地临床诊疗特点，对临床实习带教尤为适用，具有一定的专一性，本课程围绕常熟地区形

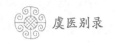

成的虞山医派，通过对其学术传承脉络及学术思想的教育探索，为中医流派教育提供参考。

（二）认清医派教育的局限性

中医流派教育虽具有一定地域性的诊疗特点，但却同时存在一定局限性，中医实习生需要掌握比较全面的中医药知识，然由于我国中医药大学附属医院的实际条件，学生必然需要分开实习。所以我们在促进医派教育的同时，亦会补充中医药历代医家的学术观点，尽量做到全面教学，我们编写实习生课程参考书籍《医经条解》即是此意，书中不仅包括虞山医家的学术思想，亦同时融入其他地方医派历代医家的经典条文，综合教学，切实保证具体教学过程有所特点，但绝不偏颇。

（三）强化医德教育的必要性

医术是医者安身立命之根本，然医德却是其行医之前提，培养什么样的医者，如何树立他们大医精诚的理念，此为医德教育之根本。为此我们提出，将"术德合一"思想融入医学教育及考核要点中，通过多种途径正确引导中医学生的医学价值观，此符合"立德树人"的教育理念。

我们带领学生实地探访虞山名老中医的故居，或拜访其家属、学生，通过聆听先师行医的感人故事沉浸式地学习其医德思想，如在和陶君仁传承人聊天中，得知其早年在家行医，因门庭若市，为不让患者挨饿，家中提前准备好饭菜，让患者用餐后继续等候，而其自己却耽误了饭点。这样的故事让学生不禁感慨万千，欲做大医者，必先明其德。

（四）推进案例教学的真实性

医学临床实习最大优势就是可以直接接触患者，学习针对每个具体患者望闻问切的实际操作，并且可密切观察患者的治疗后反馈，这样的教学方式具有真实性、时效性的特点。每个案例素材都是来源于生活实际，故更有说服力，且更容易让学生印象深刻。

（五）激发医学教育的主动性

让学生走向临床一线，直接面对患者，在教师指导下独立临证，或让学生参与各种传染病的隔离预防工作，如学校组织学生报名参加志愿者活动，进行社区隔离、核酸检测及中医养生康复的工作，以此改变学生的学习环境，带着问题学习，可更好地激发学生的学习主动性，使其感觉需要学，想要学，而不是逼着学，此医派教育之根本理念，亦是历代大医成才之必由之路。

（六）强调考核模式的多样性

与传统中医学生单纯的笔试考核不同，本课程选择考核形式较为多样，除医德、医术的客观因素考核外，亦融合考核老师及 SP 的主观感受，这样的考核方式更加接近于临床实际，虽非直接面对真实患者的实践考核，然已较大限度地接近于临床具体诊疗过程。当然，如果条件允许，可在临证实际诊疗过程中进行考核，以考查学生临证应变的能力，在以后的课程培养中进一步落实。

（七）突出学习方式的灵活性

不拘泥具体教学形式，本课程教育可在临床带教的实践活动中进行，亦可在医院教室统一系统化的学习，同时将课程教育过程制作成慕课（MOOC），并在中国大学慕课、学校在线教育综合平台等慕课平台推广传播，让更多中医学生、中医爱好者等观看获益，促进医派学术思想的网络传播。此外，为促进网络课程更好地发挥其教学效果，课后在线考核亦是重要环节，为此我们专门组织教师围绕虞山医派的相关学术思想组织命题，并以相关制度为约束，提高学生学习的积极性。

（八）明确医学学习的终身性

吾平时对学生比较严苛，可让其知道自身之不足，故可带着目标去进行课程学习，此有目的性之学习，可增加学生的学习动力，符合教育学中成果导向教育理念，该理念从学生预期学习成果出发，将学生置于教育供需的核心地位，通过优化顶层设计、规划培养途径、建立教学质量保障体系等方式，充分调动学生的学习积极性，促进课堂教学与自主学习相结合，从而提高学习效率。

此外，常因考试较难，故不少学生可能成绩不够理想，之所以如此，是因为医学内容复杂，临证表现千变万化，故考核方式相对比较复杂，所选考题亦难度颇大，此更加符合临床疾病诊疗的特征；另外，医学生的学习是终身的，并不能在短短一学期就掌握课程的全部内容，更何况根据临床实际情况，课程教学内容亦在不断更新成熟中，故学生须掌握课程核心内涵，尽可

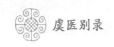

能多地学会医学的学习方法，后在自身临证实践中不断丰富诊疗技术，此为医学生成长之特殊性。

结语

虞山医派历代医家秉承"术德合一"的临证理念，并将其落实到医学传承中，此与当代中医教育的基本思路相一致。我们通过对历代虞山医派先贤的相关学术及医德思想进行梳理，同时通过对医派教学考核的改革，以此提高医派教育的教学效果。此外为适应现代中医的发展要求，亦须加强医派学术思想的现代研究教育，这些都是当代中医流派教育的重要命题。

第七节　虞山医派当代医家代表性学术思想的现代研究刍议

时过境迁，虞山医派在当代获得了很好的传承与发展，代表医家有陶君仁、裴雁宾、江育仁、周本善及邵亨元等，其传承先贤的学术思想，临证运用疗效显著，然而我们对于这些老中医学术思想的现代研究尚显不足。本着"守正创新"的理念，本文以现代研究的方法，探讨当代虞山医家代表性学术思想的现代内涵，并在此基础上探索医派现代研究的发展策略。

一、当代虞山医家代表性学术思想举隅及现代研究机制探讨

（一）陶君仁柔肝饮

柔肝是虞山陶君仁学术思想中最具代表性治法之一，其认为肝为刚脏，切不可以刚制刚，若疏肝太过则劫肝阴，清肝太过则伤肝气，补肝太过则碍气血，唯有柔肝和枢、以柔克刚最为恰当，其在各科杂病治疗中皆有涉及，屡显奇效。在此理论下，其创立之柔肝饮，由生白芍、生甘草、生麦芽、生木瓜、绵茵陈、嫩连翘、薄荷梗（后下）7味药组成，全方共奏养血柔肝、兼顾脾胃之功，不仅可运用于肝胆病治疗，在脾胃病中亦被广泛运用。

针对诸多消化系统疾病与人体免疫功能紊乱的关系，现代研究发现，

柔肝健脾益气法对消化系统疾病患者的免疫功能具有一定调节作用，此可能是柔肝饮治疗此类疾病的一个重要靶点；临床上很多医者用此方治疗肝脏疾病，如肝炎、肝硬化等，疗效显著，探索其机制，柔肝扶脾可改善大鼠肝纤维化，其作用机制可能与下调肝组织中自噬相关蛋白和 Akt/AMPK/mTOR/p70S6K 信号通路相关蛋白的表达有关；除肝病外，柔肝饮在胃肠道疾病中同样运用广泛，我们亦发现，柔肝饮不仅可以治疗很多肝脾不和的慢性胃炎、胃溃疡等胃部疾病，而且对于相应证候的便秘患者具有一定的疗效，从中医理论角度，此与其调畅气机，腑气得降有关，而从现代研究角度，有学者围绕信号通路的方向，发现柔肝运脾可能是通过调节 SCF/c–kit 信号通路来改善大鼠肠道推进率和排便的；此外，临床发现柔肝饮除治疗消化系统疾病外，对其他各种肝脾不和导致的诸多杂病皆有一定疗效，且方中关键药物，养血柔肝之芍药，运用甚是广泛，此深层次的内涵当如何认识？为此，有团队从代谢组学角度，发现白芍养血柔肝功效的作用机制可能与鞘脂代谢、甘油磷脂代谢、亚油酸代谢、α- 亚油酸代谢等相关代谢通路有关，而这些代谢通路的异常在各种疾病中皆有可能发生。

（二）裴雁宾裴麦粉

虞山裴雁宾，其家传裴麦粉甚为有名。裴氏儿科为方便患儿服药，常将药物研粉，和以麦粉、食糖等炒制给患儿服用，以更好顾护患儿的胃气，以及提高其服药的依从性，其配伍组方灵活多样，制作工艺严格精湛，大大丰富了中医儿科的治病思路，并被评为苏州市非物质文化遗产，得以不断传承发展。

仔细分析裴麦粉，其中除辨证论治的相关组方中药外，亦有其他三大共性作用：其一中药炒制，为常用的中药炮制方法，从药性而言，炒制可增加中药暖胃助运之功，此在儿科治疗中甚为重要。以种子类中药为例，中医自古有"逢子必炒"之说，此可能与炒制后木脂素类和酚酸类、苷类、皂苷类、生物碱类及醌类等各种化学成分发生改变有关，亦有学者运用聚丙烯酰胺凝胶电泳分析酸枣仁、牛蒡子、王不留行、决明子、牵牛子五种药材炒制前后蛋白质成分的变化，发现这些中药炒制前后蛋白质电泳图谱差异明显。其二，麦粉作用，麦粉具有重要的营养价值，对诸多消化功能减退导致营养不良的患儿非常实用，现代研究发现，麦粉中含有人体必需的营养物质和生理活性物质，如膳食纤维、维生素、矿物质、糖类以及胺类、醇类、酚

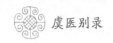
类、酶类和黄酮类等，皆为儿童健康生长之必须物质。此外，麦粉亦可改善人体的肠道菌群，此可能与其发挥健脾和胃的功效存在一定联系。同时很多中药经过麦麸炒制后，可调节其临床疗效，尤其是增加了运脾和胃之功效，而这可能与此法改变中药的某些微量元素有关；其三甘缓和胃，在裴麦粉中适量放入一些糖类制作，一方面可增加药物的口感，便于患儿的服药，另一方面为取中医甘缓之法，此法可缓胃肠之疾，如明清时期医家李中梓，其即善于运用甘缓之法治疗泄泻，为其"治泻九法"之一，对于肺疾，亦可采用甘缓之法治疗，如明代虞山名医缪希雍，针对甘缓治肺提出"肺苦气上逆，嗽乃肺病，甘以缓之，故治咳嗽""甘能缓中散结，故下气"。现代研究发现，甘味中药具有某些非甘类中药不具有的无机元素成分，如Li，推测是否可从此方面探索中药甘缓的本质，或作为甘缓研究的一个重要靶点。

（三）江育仁运脾说

江育仁是除裴雁宾外，虞山医派儿科又一代表医家，对中医儿科学的发展具有重要贡献。"运脾"是江氏学术思想中最具代表性的治法之一，其受钱乙"脾主困"思想的启发，结合现代小儿脾胃病的主要病理机制，提出"脾健不在补贵在运"这一治疗指导原则，并作如下阐释："运脾法，属于汗、和、下、消、吐、清、温、补八法中的和法，具有补中寓消，消中有补，补不碍滞，消不伤正者，谓之'运'。'运'有行、转、旋、动之义，有动而不息之特征"。脾胃健运，则他脏自安，江氏这一运脾以健脾的思想，亦是仲景"四季脾旺而不受邪"思想的具体体现，在儿科其他病证治疗中均有运用，屡现奇效。

现代研究发现，运脾法可以促进功能性消化不良小鼠胃排空和加快小肠运动，作用机制可能与增加胃泌素和降低抑胃肽有关，此可能是其治疗小儿食积的一个重要机制之一；运脾法具有双向调节作用，除促进胃肠蠕动外，亦可缓解泄泻，研究发现，此法可调节泄泻型肠易激综合征（IBS）大鼠P物质（SP）、血管活性肠肽（VIP）及5-羟色胺（5-HT）的水平，对改善其脑-肠轴功能有积极作用；此外，亦有研究发现，小儿厌食症模型大鼠肠道微生物菌落的多样性发生了明显改变，而运脾消积法可调整菌群的多样性，明显增强保护性菌属的有益改变，而减弱有害性菌属的损伤改变，促使小儿厌食症菌群多样性及其功能得以恢复正常。

（四）周本善胃气论

虞山周本善向裴雁宾及陶君仁等诸贤学习，临证重视胃气理论，强调审查胃气的强弱虚实，为立法施治的重要依据，以辨病机的进退与愈后的吉凶。胃气的强弱盛衰，是疾病发生发展的内在根据。扶持胃气以维护元气，是中医养生防病的精髓。此外，周氏尊崇《伤寒论》养胃扶正祛邪的思想，提出人以胃气为本，有胃气则生无胃气则死，并且治病当全程顾护胃气，此为中医整体观的体现。

有研究提出胃气可能与肠道微生态密切相关，不仅与疾病的发生发展相关，而且影响着疾病的预后。胃气不仅参与物质代谢，而且参与机体免疫。在此机制下，认为胃气与人体舌苔形成亦有关系，正所谓"舌苔禀胃气而生"。周本善在临床诊治肿瘤患者时，尤其重视对胃气的审查，认为"有胃气则生"。对此，有研究从消化吸收、神经内分泌、免疫、血液及分子生物学等多个方面，阐明了"有胃气则生"的肿瘤预后观，以及如何从这些系统的变化来提前防治肿瘤；亦有学者运用保胃气丸（由白术、山药、五指毛桃、高良姜、白及、仙鹤草及甘草等组成）干预胃溃疡模型大鼠，发现其可减少胃液量、胃液酸度、胃蛋白酶活力等侵袭因素，增加胃黏液、胃黏膜血流量、前列腺素 E2（PGE2）、一氧化氮（NO）及表皮细胞生长因子（EGF）等防御因素，并且能降低幽门螺杆菌（Hp）感染率，此亦说明了顾护胃气的重要性。

（五）邵亨元消癥瘕

邵亨元是虞山邵氏妇科（常熟市非物质文化遗产）的传人，临证善于治疗癥瘕积聚之疾，采用病证结合的治疗方法，除传统辨证论治外，尤喜配伍莪术、三棱及鬼箭羽等破血逐瘀，海藻、昆布及鳖甲等软坚散结，若阳虚者亦可配伍鹿角霜及桂枝等温通散结，合理运用这些中药治疗子宫肌瘤、甲状腺结节、附件囊肿及乳腺小叶增生等疾病，疗效显著。

现代研究发现，运用莪术与三棱配伍干预子宫肌瘤模型大鼠，发现此药对具有改变肌瘤的结构、调节机体内分泌紊乱、改变病理组织学、调节雌二醇（E_2）及孕酮（P）水平等作用，同时发现其可明显抑制子宫肌层中 wnt5b、c-myc、β-catenin 等基因蛋白产物的表达，在进一步深入研究后，又发现其作用机制可能与调控 MAPK、PPAR、Notch、TGF-β/Smad 及 PI3K-AKT 等相关信号通路有关；而对于海藻、昆布药对，研究发现

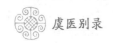

其治疗甲状腺结节疗效显著，研究者在中药系统药理学数据库与分析平台（TCMSP）中检索此两味中药的主要活性成分及作用机制，发现其可通过调控细胞蛋白定位、细胞有丝分裂周期的 G_1/S 转变、激素刺激和酸性化学物质的反应、MAPK 级联等生物学过程，氮化合物的合成及 p53 信号通路、黏着斑信号通路、ErbB 信号通路、VEGF 信号通路、Jak-STTA 信号通路等多种途径发挥作用；此外，有学者针对鹿角制品研究，发现该药可减小乳腺增生大鼠乳头直径、高度，提高胸腺、脾脏指数，降低子宫指数，减少乳腺小叶数、腺泡数和分泌物，降低血清 E_2 含量，升高血清 P含量。

二、关于中医流派现代研究的传承发展策略探索

（一）促进临床基础研究对接

中医流派研究很多都是在临床一线研究，地方中医院者居多，这样可更好验证医派学术思想，具有可行性，这也导致了医派研究大多停留于临床研究。然由于临床实际操作、患者依从性及伦理等多方面因素，临床研究不能太过深入地揭示某些病理或药理机制，而这恰恰是基础研究的特色。作为完整的医派研究，不能放弃对基础研究的探索，秉承"从临床中来，到临床中去"的基础研究导向，这样有着单纯实验室研究不可比拟的优势。如有学者研究孟河医派马培之的化瘀消肿贴对骨折后患者血清炎症因子的调节作用，从而探讨该方的消炎止痛机制；又如有学者对孟河医派特色的猪心血丹参炮制前后化学成分的变化情况进行研究，发现丹参部分水溶性、脂溶性和氨基酸类成分产生了量变，探讨此是否为此药炮制后疗效增强的一个机制；再如孟河传人通过对不同炮制方法的苍术中 β- 桉叶醇、苍术酮和苍术素含量的比较，证实孟河医学特色炮制（泔浸麻油拌炒、黑芝麻拌蒸）较其他炮制方法的优势；而我们团队也通过对虞山医派、吴门医派及钱塘医派等江南医派治疗疫病的思想进行研究，并从现代研究角度，论述中医药干预新冠病毒变异毒株的"防 - 治 - 养"模式。

（二）落实医派理法方药研究

关于医派的现代研究，目前大多停留于方药的作用机制方面，却容易忽

略对理法的探索，毕竟相对于方药，理法的现代研究相对抽象。然此并非中医药研究的全部，如果脱离理法，单独研究方药，则容易陷入"废医存药"的弊端，故在本研究中，我们既有对虞山医派当代医家代表方药的研究，如陶氏柔肝饮及裴氏裴麦粉，同时又有医理的探索，如周氏胃气论，当然还有治法的探索，如江氏运脾说、邵氏消法治癥瘕及笔者补肾生髓法。只有从理法方药多维度探索中医药的现代机制，才能更好还原其全貌，此在医派研究中必须引起重视。

（三）申报医派基础研究课题

因为中医流派研究的特点，决定了其申报的课题大多是社会科学类或临床研究类课题，此有助于我们了解医派的历史人文及临床疗效，是非常适合医派研究的课题类型。然随着新时代中医药的发展，我们同时又需要将民间调查或临床研究的成果，通过现代研究去揭示其机制，这就需要我们的医派研究人员不仅具备扎实的人文及临证功底，同时又可进实验室进行研究，申报自然科学类的相关项目。如上述孟河医派对猪心血丹参的研究，就申报了国家自然科学基金项目，并获得资助研究，取得了丰富的研究成果。此外，关于医派研究的自然科学基金项目申请亦可围绕数据挖掘进行，如有学者对齐鲁医派小儿推拿治脑瘫、补土医派治疗情志病等进行相应研究，同样获得了国家自然科学基金项目的支持。

（四）加快医派现代研究教育

对于地方医院临床医生而言，临床研究相对容易上手，然而基础研究，尤其是实验室研究，如果没有前期专门的训练，实施起来确实比较棘手。这就需要在医派研究过程中，对相关研究人员进行基础研究培训，甚至可以在医院内专门建设实验科室，以江苏省为例，江苏省中医院、江苏省中西医结合医院及常州市中医院等具有专门的实验室，然在其他承担地方医派研究的中医院中并未得到广泛普及，此为医派基础研究停滞不前的重要原因。随着近年来网络教学平台的发展，虚拟仿真实验教学技术逐渐被远程教育所运用，对于很多科研条件较差的地方医院来说，采用 VR、3D 仿真等现代计算机技术开发成虚拟仿真实验共享平台，医生或科研人员可通过网络进行仿真实训，训练专业技能。基础研究教育与临床研究教育虽教学内容不同，然其教学方法及教学理念有着相似之处，同样需要服务于临床实际，同样需要教师言传身教，甚至手把手师带徒教育，除此之外，又需要大胆革新，敢于突

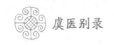

破自身瓶颈,守正创新,此在孟河医派及钱塘医派等江南其他医派的教育理念中就有显著体现,这也是这些医派现代化研究走在全国前列的重要原因,未来虞山医派当学习之。

结语

虞山医派历史悠久,成熟于明清,发展于当代,历代医家秉承仲景学说,并根据江南气候、饮食及人的体质等因素,灵活变通,促进了温病学派的诞生。对于此派学术思想的研究,前期多停留于历史人文及临床研究,然鲜有现代研究的机制探索。在中医药现代化日益发展的当下,迫切需要进行深入研究,适当合理地突破传统中医药研究的固有思路,此为虞山医派乃至其他地方医派未来研究的重要方向,亦是中医药守正创新的必由之路。但是我们必须强调,中医药的现代研究不是盲目地照搬现代医学的研究方案,而是在中医药理法方药基础上的现代研究,以现代研究促进中医药的发展,而非规范甚至篡改中医药,否则就是本末倒置,适得其反。

第八节 纪录片《虞山医派》旁白

在江南有座城市叫常熟,此地湖光山色,景色宜人,明代诗人沈玄《过海虞》中咏其"七溪流水皆通海,十里青山半入城",诗中十里青山指的是常熟境内的虞山,其横过于常熟城西北,北濒长江,南临尚湖,因商周之际江南先祖虞仲死后葬于此地而得名。

五千年的文明历史,历代才俊辈出,远有兴起东吴文教的先驱、孔门"十哲"之一的"南方夫子"言偃,近有清代两帝之师、状元宰相翁同龢,自唐代至清,常熟共有进士480多名,其中状元8名。

根植于深厚的历史人文底蕴,此地产生了诸多著名的学术流派,这些学派大多以虞山为名,如以严天池为代表的虞山琴派,以黄公望为代表的虞山画派等,除此之外,尚有虞山医派,同样历史源远流长,历代医家学者层出不穷,如赵开美、缪希雍、柯韵伯、钱天来、喻嘉言及陶君仁等,在此我们为你一一讲述。

一、仲景全书

今天沈澍农教授格外忙碌，他要为《仲景全书》相关项目的研讨会做准备，从 2019 年开始三年，他主持了教育部古籍整理委员会的项目"《新仲景全书》编纂及相关文献研究"，要查阅大量古今文献，重新校对《仲景全书》的相关内容。

沈教授一直在研究的《仲景全书》到底是部什么样的著作，能让后世医家孜孜不倦地研究至今？接下来，我们来聊聊这部书的前世今生。

在明代万历二十年的某天，一艘小船正驶向江苏常熟，船上载着一对回乡的父子，船夫只知道他们是东林党的代表人物，曾在朝廷担任要职。这对父子就是赵用贤和赵开美，其中赵用贤曾担任朝廷吏部左侍郎，而赵开美受父荫担任刑部郎中，然而此次回乡并非衣锦还乡，而是郁郁不得志，因为他们前后经历了一连串残酷的官场斗争，皆以失败告终，心灰意冷。先是与以魏忠贤为首的阉党水火不容，此后又经历了抗疏张居正的"夺父夺情"事件，被杖责六十，遣返原籍，张居正死后一年，虽然赵用贤恢复官职，然其依旧不改耿直个性，恃才傲物，多次弹劾朝中要丞，遭到王锡爵、吴之彦、申时行及许国等大臣的忌恨，备受打压排挤，故而再次免官回乡。

此时的常熟，藏书刻书蔚然成风，冠绝全国，在这样的社会背景下，赵氏父子静心从事考据、辑佚、音韵、训诂、辨伪及刊刻等纯学术活动，整理考订古代文献，皓首穷经，埋头故纸堆，脱离政治，远离社会现实。

这里是常熟古城区学院街南赵弄 10 号，一条普通的江南民间小道，径直走下去，就可以看到一栋明清建筑的小庭院，这里曾是赵氏父子的藏书楼——脉望馆。所谓脉望，就是蛀虫、书虫的意思，据《仙经》记载："蠹虫三食神仙字，则化为此物，名为脉望。"把藏书之室取名脉望馆，可见赵氏父子对书的奢爱。

就在赵氏父子回乡后的某天，常熟发生了大规模的瘟疫流行，赵氏家中十之六七的人皆被感染，赵开美虽略懂医术，然处方用药不见疗效，正在此时，听闻虞城有一名叫沈南昉的名医，善于治疗此疾，于是专程派人请沈君来赵府救治，果然效如桴鼓。赵开美甚为佩服，同时询问沈君为何有如此神术，回答说是因为研习《伤寒论》的缘故，赵开美于是询问可否一阅，沈君欣然答应，原来这是成无己的《注解伤寒论》，于是赵开美将其十卷重新整理校对了一遍，看到校对后的文稿，沈君十分激动，觉得赵开美是传承医圣张仲景学说的忠臣，此时，其父赵用贤建议，应该将张仲景的学说都整理刊刻，惠及大众。于是在沈君的鼓励和帮助下，赵开美又刊刻了《金匮要略方论》三卷，即《金匮要略》，虽还有几部书未完成，然其父早已为这套书取名"《仲景全书》"，在此鞭策下，赵开美先后又翻刻了宋版《伤寒论》十卷及宋云公的《伤寒类证》三卷，这段故事被记载在赵开美的《刻仲景全书序》中。

遗憾的是当赵开美刊行这套巨作的时候，其父赵用贤已过世3年，倘若在世，一定甚为欣慰，他或许会说："儿啊，此书籍刊刻精妙，尤其是所刻的《伤寒论》，一笔一画，一横一列都还原了宋人所整理《伤寒论》之全貌，实乃校刻珍品，日后必将名垂青史，为父以你为骄傲。"

这是现在繁华喧闹的虞城夜景，我们或许很难想象在四百多年前的脉望馆，三十多岁的赵开美正在连夜校勘《仲景全书》，他在等待后来学者的共鸣。除此之外，他也刊刻了很多其他古书，如《古今杂剧》等，对整个江南文脉的流传有重要的历史贡献，正如同时代虞山名相钱谦益为其所撰墓志铭："朱黄雠校，移日分夜，穷老尽气，好之之笃挚，与读之之专勤，盖近古所未有也。"

《仲景全书》问世后便在江南地区广为流传，虞山医派历代医家无不因此获益，江南诸师亦以此研习仲景之说，虞山在明清时期被视为中医经典的圣地。

常熟与杭州地理位置相近，文化多相互影响，医学之间亦是如此，杭州钱塘医派医家大多深受《仲景全书》影响，对《伤寒杂病论》研究呕心沥血。公元1624年，钱塘张卿子参照赵版《仲景全书》，并结合其临证经验，编著张卿子版《仲景全书》，是钱塘医派研习仲景学说的重要典籍。此书分为三部分，除十卷张卿子著《集注伤寒论》之外，其余《金匮要略方论》三卷及宋云公《伤寒类证》三卷皆源自虞山赵开美版本。

随着明朝海运的日益繁荣，《仲景全书》不仅在江南地区广为流传，对邻国日本亦有深远影响。日本最初引入《伤寒论》大概是在13世纪，但是没有得到普及，直到1659年日版《仲景全书》出版后才真正开始，而此书问世，同样深受赵版《仲景全书》的影响。

遗憾的是，目前存世的赵版《仲景全书》仅有五部，分别在中国中医科学院图书馆、上海中医药大学图书馆、上海图书馆、台北故宫博物院图书馆、中国医科大学图书馆，皆为馆藏珍品，其中上海就有两部，这可能与其邻近常熟有一定关系吧。

除此之外，目前中医药教育中所用的《伤寒论》教材，大多也是以赵开美版《伤寒论》为底版，随着我国中医药事业的发展，《仲景全书》早已融入中医经典的传承脉络中，被后人深深地铭记。

二、君子之交

在常熟的中医药历史上，缪希雍是非常有名的代表人物，字仲淳，明代嘉靖、天启年间人，文献记载其身材魁梧，双目如电，但是在小时候却体弱多病，17岁患久疟，自检方书治愈，故而立志学医，初学时常沉浸于赵氏父子"脉望馆"浩瀚典籍中，深受《仲景全书》的启迪，加之孜孜不倦地临证实践，逐渐成为一代大医。

缪希雍留世之作颇多，其中以《先醒斋医学广笔记》《神农本草经疏》最为有名，对我国中医药学的发展有重要贡献。缪氏善于传承发展古人之说，如其"时地议"理论认为，《伤寒论》成书已久，人体质有异，不能用古方来套用今时之病，用药应与时俱进，因地、因时、因人制宜，故而师仲景之意，变而通之，对仲景之说北学南移具有重要贡献，此外，缪氏亦倡导脾阴说、内虚暗风说及吐血三要法等理论，对后世温病学派的诞生、发展具有重要启迪作用。

明朝末年东林党与阉党之争，缪希雍也受牵连，据说当时魏忠贤及其党羽给东林党人参照梁山108将，列出《东林点将录》，其中缪希雍被称为神医安道全，进而遭到通缉，一生游历，足迹遍布大半华夏，其学术思想也随之广为传播。

缪希雍与钱塘医派多有交集，其中与此医派开山鼻祖的代表人物卢复、卢之颐父子往来密切，因受缪氏学术思想的影响，卢氏不仅对本草深有研究，而且对仲景之说亦体会颇深，此为虞山医派与钱塘医派除传承《仲景全书》外的又一历史渊源。

王肯堂是江苏金坛的著名医家，他的学术为后世孟河医派的崛起奠定了坚实的基础，缪希雍与王肯堂为挚友，两人1579年相识于白下，就是今天的南京，一见如故，经常秉烛夜谈，探讨医术，其学术思想自然多有交集，如缪氏曾无私地介绍自己用酸枣仁补血、用桑白皮治疗鼻塞的经验，也将效方资生丸介绍给王氏，此经历在后者的《证治准绳》中有所记载。除此之外，缪希雍曾经移居金坛，和王肯堂共处一邑，两人也常有机会一起出诊，堪称医者合作之典范。

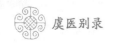

一天，一个小孩出水痘，前面的医生用了清热解毒之药，导致毒气下泄，开始拉肚子不止，紧接着水痘萎缩变瘪，透发不畅，意识不清，甚为危急，家人尝试各种方法皆不见疗效。偶然听说缪希雍与王肯堂两大名医正在附近，于是赶紧请两位前去会诊，缪氏诊后，先给予米汤送服止泻药，拉肚子立刻止住，然后王氏认为，这个小孩下利后气虚严重，故而水痘变瘪，于是给予补气药，元气来复，水痘浆随即变足了，很快痊愈。

明末虞山大儒钱谦益，曾是东林党的领袖人物，官至南明礼部尚书，一生挚爱藏书，对医学亦甚感兴趣，曾邀请江西名医喻嘉言到虞山居住、诊病，两人的友情缘于钱氏的一场疾病。

钱谦益曾患眩晕病，请喻嘉言诊治，治疗方法非常奇特，此医案被详细记载于虞山丁氏钞藏的《钱牧斋先生遗事及年谱》中。话说当时钱谦益因轿夫跌跤而倒仆在地，由此得了一种奇怪的疾病，即站立时双眼上视就头晕目眩，像要倒翻在地，躺下时却无异于常人，多方医治不效。喻嘉言了解病情后，便让府中强壮有力、善于行走的轿夫分别站在庭院的四角，两人挟持主人，合力奔走，先由东奔西，再由南奔北，然后互相更换。主人奔得上气不接下气，于是命令急停，病已霍然而愈。

喻嘉言一生曲折坎坷，从儒到佛，从佛到医，参禅悟道，终以医学名世。喻嘉言晚年在常熟居住十余年，求医者络绎不绝，每每门庭若市。喻氏著作颇多，以《寓意草》《尚论篇》《医门法律》最为出名，后世合称为《喻昌医学三书》，其中《尚论篇》是喻嘉言伤寒学术成果之精华。其批判王叔和、林亿、成无己篡改原文，继承和发扬方有执三纲鼎立之说，坚持错简重订；并单独列出春夏温热病，专篇论述，其寒温统一思想，是对伤寒学理论的补充发展。喻氏将《伤寒论》理论系统化，并加以推广，正因如此，使此经典之作在清初中医学术界达到了空前的高度。

清代虞山名医钱天来即私淑喻嘉言，亦对仲景之说深有研究，其秉承先贤三纲学说，所著《伤寒溯源集》为后世医家研习《伤寒论》必备入门之作。

清代两帝之师翁同龢亦为虞山人氏，由于自身素有肝疾，加之状元之才，学医自然信手拈来，其对医学深有研究，实乃既为良相，又为良医之典范。据《翁同龢日记》记载，有一天翁家仆人王生感染了时邪，并且转筋极剧，请了很多医生治疗都不见疗效，翁氏怜惜家仆，深夜挑灯夜读《医圣心源》，即黄元御的《四圣心源》，受其中"霍乱转筋必用附子"的启示，于是仿张仲景四逆汤之法，以附子、干姜及生姜力挽狂澜。

当然翁同龢亦有"医不自治"之时，其由于亲戚或自身疾病，与孟河名医费伯雄、马培之有所交集，而马培之曾为慈禧诊病，与翁氏多有交情，借此吸纳孟河医派诊治思路，丰富了虞山医派的理论体系。

此外，翁同龢与常熟本地名医金兰升私交甚好，金氏胆识过人，认为"温病下不厌早"，每用仲景"承气汤"攻邪，治愈大量危重病患，深得翁公赏识。后来金兰升在刊刻他的师父江阴柳宝诒的《柳选四家医案》时，特邀翁氏为柳氏写序，一直流传至今。

历史上还有不少外地医家移居常熟，大大充盛了此派之学术思想。如清代柯韵伯，祖籍浙江慈溪，后移居虞山，所著《伤寒来苏集》即是他在江苏虞山行医时对仲景思想的领悟，柯氏不仅对伤寒学说深有研究，而且提出"温病症治，散见六经"的寒温一体思想，认为伤寒、温病同宗同源，临证不应将两者割裂，对温病学说的发展有重要贡献；又如清代余听鸿祖籍江苏宜兴，在孟河学医，后亦寓居虞山，有"余仙人"之美誉，所著《伤寒论翼注》《外证医案汇编》及《诊余集》等为其学术代表之作，余氏不仅精通内科，对外科同样颇有建树。

常熟是个包容的城市，历代医家、文人之间的交流，不断有名医的寓居，又有本地医家的学术外输，不断地丰富发展了虞山医派的学术思想，同时对江南其他地方医学的发展也有重要贡献。

马俊杰，常熟人，一个80后的中医，现在是南京中医药大学的副教授，一直以历代虞山医家为榜样，每周末都在路上，从南京到杭州，然后从杭州到常熟，最后从常熟回南京，虽然没有周末，但是他觉得既然选择了中医，就必须要学会游历，这样可以接触不同地方的患者，学习不同地方医者的用药思路，中医早就有走方郎中之说，而对他来说，更多是与虞山先贤的对话。在长期的游医生涯中，马俊杰遇到了很多疑难杂症，也面对了各种生老病死，他把多年游医的经验与张仲景的学术思想相结合，感悟经典中的医学真谛，反复琢磨，汲取精华，写成了研究《伤寒论》的著作《伤寒琢》。

历史总是不断在重复，一代代医者前仆后继，这也许就是中医药这门古老的技艺传承千年的原因吧。

第九节　合中有分，分中有合的吴地医派

春秋时期，吴国始登历史舞台，地域大致是今之长江以南地区，尤以江

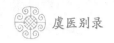

苏地区为主，此地历代经济富庶，百姓安居乐业，随之诞生了不少医学流派，如虞山医派、吴门医派、孟河医派及龙砂医派等，统称为吴地医派，顾名思义这些医派在地域上皆隶属吴地。由于有着相似的气候环境及百姓的生活饮食习惯，故病人所患疾病及医者用药习惯亦密切相关。

其中吴门医派主要是以苏州市区为中心，并往外辐射所形成的医学流派，学术思想方面则以吴又可、叶天士及薛雪等温病学派医家的观点为核心，然而目前在吴门医派的概念上，却出现了混淆的现象，即学术界时有将吴门医派错误地理解为吴地医派，如果这样认识，那虞山医派、孟河医派及龙砂医派等皆属于其分支，然事实并非如此。另外亦有以行政区域来划分医派，以虞山医派为例，其是吴地常熟地区形成的医学流派，因目前常熟行政区域属于苏州，故学术界很多观点认为虞山医派是吴门医派的分支，然诞生于江阴的龙砂医派却并未有此说法，只因目前江阴不属于苏州市，但在1953年1月至1983年3月，江阴亦属于苏州的管辖范围，如此看来龙砂医派是否也可看作是吴门医派的分支？显然不是，由此可知，中医流派的划分不应仅以行政区域，尤其是以地域大小来划分，否则诞生于孟河镇的孟河医派何以能辐射至整个常州地区，甚至更广范围。

中医学术流派的区分当以学术传承脉络及学术贡献为准绳，这是流派真正的学术价值所在，以此思路观之，江南吴地这些医学流派的学术特点就显而易见了。如虞山医派，其是以明代赵开美刊刻《仲景全书》为其学术流派成熟的里程碑，后又经缪希雍、喻嘉言、柯韵伯、钱天来及余听鸿等一大批伤寒大家的传承发展而逐渐形成，当属伤寒学派的范畴，此与以温病学为主的吴门医派有着显著差别，此外，虞山医派缪希雍根据江南的地域特点、患者体质等因素提出"伤寒时地议"，强调当因时、因地、因人看待张仲景学说，从而形成了温病学的萌芽，且缪氏脾阴说、内虚暗风说等学术思想被百年后吴门医派叶天士等医家所继承，以此角度来看，虞山医派当为吴门医派之师。

当然吴地医派之间亦有相互融合，相互促进，如孟河医派的马培之晚年就在苏州定居看诊，其所住之处马医科巷至今依然存在，故有"吴中医学甲天下，孟河名医冠吴中"之誉。又如虞山医派缪希雍一生多游历，其与孟河医派的启蒙医家王肯堂多有交集，促进了虞山学术思想的传播，而孟河医派余听鸿寓居常熟，行医济世，成为虞山医派内外科兼修的重要代表人物。笔者作为"虞山医派"之名的学术界首提人，同时亦是孟河医派马培之学术思想第6代传承人，秉承虞山医派先贤学术思想，对仲景之说有所研究，所著

《伤寒琢》为本人临证运用《伤寒杂病论》思想的心血之作，且传承孟河中医教育之衣钵，在南京中医药大学从事《伤寒论》教育工作近十年，以实际行动履行两派医家"道术合一""一归醇正"的学术精神。

结语

随着历史的推移，江南医派的学术思想早就相互联系并密切交织，所以我们在认识各地医学流派的同时，更多须以整体的眼光、动态的思维去研习吴地的医学思想，正所谓合中有分，分中有合。

附录

我的中医之路

一、熟记经典，研习伤寒

我出生在江苏常熟，为明代赵开美的家乡，其刊刻的《仲景全书》促进了后世《伤寒论》的流传发展，对明清时期仲景之说北学南移具有重要贡献，当代《伤寒论》教材亦是以其中《翻刻宋版伤寒论》为底本校注而成，受此影响，当地医者常以此书为入门宝典。

我接触《伤寒论》较早，与此经典的缘分在于几处住地的邻居都是当地名中医，其中影响较大的有两个，一个是我祖父朋友的次子，他当时在南京中医药大学教授《伤寒论》，常指导我背诵条文，受其影响，我以背诵唐诗三百首的热情来背诵此书，当初虽不懂其中道理，但毕竟是记住了，并感觉其与人的生理、病理状态息息相关；另一个医家是我搬新家后的邻居，我认识他时老人家已经快80岁了，每天病人络绎不绝，在当地有"送子观音"的美名，我下课之余常去他家玩，尤其是夏天乘凉的时候，常和老人家聊中医，其亦推荐我读《伤寒论》，此外他告诉我当年联合诊所时曾和江育仁睡上下铺，江老也是常熟白茆人，在南京中医学院成立之初，被选调到南京从事儿科教研工作，后成为新中国中医儿科泰斗之一。

起初因为西医伤寒病的误导，以为《伤寒论》仅是论述传染病的一本书，由于现在我们国家对各种恶性传染病的防控，此类疾病并不多见，所以最初我是比较排斥的，但是随着研究的深入，发现并非如此。中医对伤寒的记载已有数千年，泛指一切外感疾病，东汉末年张仲景所著《伤寒论》更是在外感疾病的基础上，进行了拓展，所载外感疾病仅为该书的一小部分，而更多是论述内伤杂病，书中提出"观其脉证，知犯何逆，随证治之"的学术观点，奠定了中医辨证论治的基础。然随着近代西方医学的流入，一些西医学者要将某些具有发热特点的传染性疾病翻译成中文，于是从中医病名中选取了"伤寒"这个词，故而有了当下西医所谓伤寒病的病名，百姓亦受此影响，将"伤寒"二字固化，实属大谬也。

基于这样的成长背景，高考选志愿时，就直接填了南京中医药大学，并顺利入学，开始系统学习中医。大一、大二及大三为基础课程学习，在此类课程学习过程中，我发现其中很多内容都是从仲景学说中提炼出来了，这就更坚定了我研习《伤寒论》的决心。基本课程结束后，我总觉得纸上得来终觉浅，渴望能亲自临证实践，但由于国家执业医师法的规定，大三是没有执业资格的，故行医存在一定困难。正好那年学校要求学生暑假回家后进行社会实践，我就选择在当地一家小医院进行，一些患者由于周围人介绍，前来找我看病，我诊完后由当地的带教老师转方，这样就算开始了我的中医临证生涯。当地这些医生对我也比较熟悉，知道我能背诵古医书，对中医也有一定的想法，故基本是开方就给转，当然也有比较特殊的情况，如其发现药方中某些药物不符合《药典》剂量时，就会给我指出，曾遇到一个口腔溃疡反复发作、中医辨证为脾气重虚并寒热错杂证的患者，此与《伤寒杂病论》中狐惑病的证候特点相类似，故给予甘草泻心汤治疗，其中重用甘草至24g，当时转方医生就说了，一般此药剂量3~9g，平均也就6g，询问我为何开那么重，是否开错了，我就把仲景之意和他解释了，一般甘草调和诸药时只需常规剂量，但取其补益脾气、清热敛疮之效时当以重用，此君臣佐使之理，后来他在我说服下给我转方了，然只给三付，患者三天后来复，溃疡大为好转，后以此方长期调理数月，病情得以控制。

我早期在常熟的行医生涯都是义诊，不收钱及任何好处，加之疗效亦不错，治好了不少疑难杂症，所以病人越来越多，也逐渐开始小有名气，当时有一个朋友，他爱人婚后得了狂躁症，打骂亲属，摔物砸具，曾住进精神病院，服用大量镇静药物，一度精神萎靡，常多眠睡，后来我朋友觉得这样下去整个人就毁了，所以强迫其停药，但很快病症开始反复，甚至比之前更为严重。虽然我是他朋友，但他始终觉得我太年轻，希望能推荐学校教授给予治疗，我当时在外地，所以请在南京的同学帮忙推荐了一个教授，我看过处方，大致是清化痰热之温胆汤加减，然疗效一直不显著。后来朋友觉得实在没办法了，"死马当活马医"吧，希望我能试试，我熟读仲景之说，患者症状表现为精神狂躁，并且伴有全身困重，非常类似于《伤寒论》107条所述，谓"胸满烦惊，小便不利，谵语，一身尽重，不可转侧者，柴胡加龙骨牡蛎汤主之"，于是给予此方加减，其中以代赭石及琥珀粉代替铅丹，并加大了大黄剂量，药后患者排出大量秽臭大便，病症有所缓解，半月后病情得以控制，连续服用一月余，基本痊愈，现已如常人。

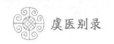

二、热爱中医，医可叩门

有这样耳濡目染的成长经历及自身的行医感悟，自然对中医有着深厚的感情，随着患者的增多，开始自信心膨胀，为了能更多地临证实践，竟疯狂地和一个朋友骑着摩托车，去常熟的城镇走街串巷发传单，以为有技术，又免费义诊，肯定会人满为患，结果人家一看你年纪轻轻，又自吹自擂，总觉得是别有所图，所以几乎没人让你看，甚至还有人嘲讽说"两个傻子"，当时确实很受打击，为何我主动给你们看病，你们都不接受，反而那么辛苦包车来找我看病时却坚信不疑，后来我才知道，这就是中医所谓的"医不叩门"，即一般情况下，中医是不能主动送医上门的，这主要就是医者与患者的心理意识问题，患者对医者需要起码的尊敬与尊重，看病时要有求医的虔诚和平和的心态，才会对医者有所信赖，并坚信可治好其疾病，若盲目打破之，则多会物极必反。

在我后来行医时也有类似情况发生，为了体谅部分患者上早班，我早上7点就到诊室，后来那些患者却一直没有再来过，也有一些患者服药后没有信息，为了观察其疗效，我会主动打电话或发短信询问，然很多这样的患者同样再没来过，医患间的不信任，这也许就是时下医患矛盾的根源之一吧。

即便如此，我还是坚持我的立场，将心比心，我真诚对患者，也许他们一时间不理解，甚至以为我别有所图，但始终坚信时间会证明一切。医者当以患者为中心，不可为难之，我有时门诊不吃不喝看到下午一两点，坚持看完最后一个患者，也是对患者信任最好的回报。

三、中医教育，实践真知

本科毕业后，我曾一度自信地认为，中医的精髓在于临床，所以毅然决然放弃考研深造，扎根临床，但是实际情况却并非如我所期，当时中医院病房里中医的发展情况与我的初衷相去甚远，对年轻中医的培养亦少之又少，工作两年，几乎是接受了两年的西医教育，根本没有单独中医临证的机会，甚至有些中医主任直接提出中医无用论，让我甚是失望，后来我下决心重新回到学校深造，以复试第一名的成绩继续研读《伤寒论》，并立志能成为一名大学老师，虽然我不能改变某些主任的观点，但至少我的学生从学校出来时还是对中医充满信心的。刚辞职读书的时候很穷，每个月只有300元的生活费，但是强大的信念一直支撑我读完了硕士、博士，并顺利留校，教授伤寒。

　　根据个人的成长经历，我觉得现在大众化、批量化的中医培养是把双刃剑，一方面我们国家需要大量的中医人员，确实要这样系统化、集中化的培养模式，但这样的模式带来的问题就是学生自我体会不多，即便是临床实习等，亦没有真正意义上纯中医的教学，这样不利于年轻中医尽快地成才。

　　我觉得中医教育必须要从经典入手，其中背诵经典条文是其成才的必由之路，一开始没有完全理解不要紧，在以后临证实践中慢慢摸索，自然有常读常新的感悟，此外熟背经典对医者个人临证时的直觉及灵感有重要启示意义。记得在呼吸科病房查房时，有个消瘦的老年患者反复肺部感染控制不好，诸多抗生素都没有效果，住院时间亦较久，然迟迟没有进展，当时我带着本科生查房，经过一整套西医标准化视触叩听检查下来，其余诸症皆如前，唯有足背动脉搏动甚为有力，并且有涩滞不畅的感觉，当时我头脑中就浮现出仲景《伤寒论》247条的条文，"趺阳脉浮而涩，浮则胃气强，涩则小便数。浮涩相抟，大便则硬，其脾为约，麻子仁丸主之"，此为典型的脾约证，于是询问家属患者大便情况，回复已数日没有大便了，但没有其他不舒服，此即所谓"余无所苦"，故提议用通腑的方法试试，当然结合患者体质，不能给予太过猛烈的攻下之法，而丸药又恐过于缓和，综合考虑，适合运用灌肠导泻，神奇的是该患者便通一周后感染就得到了控制，此中医"肺与大肠相表里"之明证也，是整体观的体现，亦说明了背诵经典的重要性。

　　当然经典不是死背条文，不理解不行，理解错误亦不行，我在行医过程中并非一帆风顺，常失误之时，但是通过这样的挫折，可让我更好地理解经典、领悟经典，在以后的行医生涯中规避此类情况的发生，同时可以传授给学生，避免其再走歪路，以下即是我所遇印象深刻的案例：

　　第一个案例是咳嗽案，有这样一些患者，每年都有几次咳嗽发作，西医称之为咳嗽变异性哮喘，发病时间较久，一般药物效果不明显，甚至对激素都不敏感，曾经有一段时间我拒绝接诊此类患者，因先前运用《伤寒杂病论》及后世诸多止咳化痰的方药，鲜有疗效，故已失去信心，但某天一个熟人的朋友找我治疗此病，碍于面子，我觉得不好意思拒绝，所以开具了一些益气养阴的调养药物，就这样"搪塞"过去了，没想到一周后患者来复咳嗽大为改善，连续服用两周已基本痊愈，以往发病要持续一到两个月才有好转倾向，此次却很快缓解，起初我也不以为然，以为也就碰巧而已，一段时间后，其爱人亦患此病，咳嗽阵作，入夜尤甚，于是我又以此法治疗，同样很快痊愈，于是我开始总结，是否之前我对此病的认识有误，虽然此类患者有

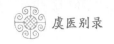

痰湿证候，治疗似乎当首选化痰止咳之药，然前期却始终无效，后来改用扶正治疗思路竟然大获全效，此相反相成之理也，故而尽信书不如无书，学习经典必须要临证，否则实难入门。

第二个案例是对《伤寒论》中少阳病脉弦细的认识，脉弦细为少阳病的主脉，然并非唯一，临证有些血虚严重的患者亦会出现此脉，往往被医者误诊，我亦有此经历。曾遇一些情绪不舒、少阳枢机不利的女性患者，按照一般思路就应给予柴胡剂和解枢机，但后来有患者来诉，以前月经皆正常，亦从未有过痛经，自从服药后不仅月经量少，而且出现了严重的痛经，我恍然大悟，此即所谓柴胡劫肝阴的问题，此类患者由于血虚出现了弦细脉，有时即便伴有少阳枢机不利，用柴胡剂时亦应慎重，否则有伤肝血之弊，以后遇到此类脉弦细的患者时，皆谨慎对待之，尤其是在月经来之前，当用柴胡时常以茵陈蒿代替，此张锡纯镇肝熄风汤之思路，或仿王太医之法，配伍鳖甲、白芍等养肝血之品。

在第三个案例中，我运用中药给患者减肥却无意间获得了抗癌良方，现在门诊常有一些需要减肥的患者，按照一般的认识，肥人多痰湿，肥人多腑滞，故常采用化痰利湿、攻下通腑的治疗思路，甚至有时还会运用温阳散湿之法，正所谓"离照当空，阴霾自散"，但是不少患者反馈服药后不仅体重没下降，反而食欲大增，导致体重较之前有所上升，让我甚为难堪，仔细想之，此暖胃畅腑之法虽然减肥效果不显著，然其开胃增重之效是否可用于恶性肿瘤患者，这样保存胃气，使体重上升，则有生机，于是在癌症患者治疗中时配合运用此思路，没想到确可改善食欲，即便在放、化疗阶段亦有不少患者未受影响，显著减轻了这些治疗的不良反应，甚至有肺癌患者在服药期间要求减肥，告知服用我开的中药后体重一直上升，唯恐血脂太高，实属奇谈。

除此之外，关于中医临床教育尚有一些需要说明，随着现代西医的介入，中医在急诊的运用逐渐减少，很多情况下，中医门诊患者的病情比较轻，而在病房，即便是中医院的病房亦以西医为主，中医学生想比较全面地学习中医深受影响，此不能全面还原中医经典教学的全貌，故我提出了经典床边教学的理念，并在我自己带的班级中进行了实施，让学生在学期结束后到病房、到急诊，进行纯中医思维的学习，这种培养方式对中医学生的成才至关重要，其可通过此方式了解更多古书所载急证的情况，亦可使其在以后的中医临证中见微知著，防患于未然，何为"脉结代，心动悸"？何为亡阴亡阳？何为阳虚水泛？学生在急诊或病房中皆可一目了然。

四、传承国医，切忌浮躁

随着现代西医的发展，当下很多反中医言论又有死灰复燃之势，中医人士当然据理力争，中西医之争一直被很多人谈及。曾有人问我，中医理论成熟到现在近两千年，为何突破不多，经典一直就那几部，后世无法超越，甚至一直在吃老本，而西医却一直在突破？我觉得这个问题代表了很多反中医分子的声音，但仔细推敲，此问题本身可能就有问题，首先说中医成熟到现在已有 2 千多年，实际上中医的发展远不止于此，在张仲景《伤寒杂病论》成书之前就有很多经典的著作，如《黄帝内经》《汤液经法》及《神农本草经》等，这些书籍亦为中医经典之作，在中医发展历史上具有重要贡献，仲景在《伤寒杂病论》序言中即言"勤求古训，博采众方"。除此之外，由于中医历史太过悠久，很多古代经典有所遗失，未得流传，所以导致很多人误以为中医经典不多、无所突破，此为谬论，可以说张仲景本身就在对古人之说进行继承发展，其将先前的医经七家及经方十一家进行融和，弥补了前期医理、方药分离的缺陷，形成了将理法方药融为一炉的辨证论治思想，此外后世医家亦对仲景之说有所发挥，如明清时期开始在江南地区盛行的温病学说，就是对仲景学说因时、因地、因人制宜继承发展的体现，正如缪希雍在"伤寒时地议"中所论，《伤寒论》一书"循至今时，千有余年，风气浇矣，人物脆矣"，随着历史发展，不仅时气变异、方土有殊，而且人的体质亦有差异，不能用古方来套用今时之病，用药应与时俱进，因地、因时、因人制宜，故而师仲景之意，变而通之。

此外，近年来西医在不断发展自己的同时，亦逐渐与中医的整体观相互融合，好的西医不会排斥中医，因为中医的整体观等理念正是其所缺乏的，以肿瘤放、化疗为例，现在很多西医逐渐认识到带瘤生存的重要性，因为其传统的治疗方法虽可杀死癌细胞，但亦会破坏大量的正常细胞，甚至危及患者生命，正如仲景所谓"皮之不存，毛将焉附"。

然而，随着市场经济的发展，很多中医开始出现浮躁，妄图用最简单的思维去解释中医，甚至不顾理法，只逐方药，这种思想对中医产生了巨大的冲击，甚至会影响到中医的未来。如不少盲目偏执于方证者，认为"有是证用是方"，更有甚者提出只要患者出现某些症状，即可用相应方药，完全不需要辨证，这种机械化、教条化的观点显然是误解了真正"方证辨证"的内涵，大大影响了《伤寒杂病论》作为中医经典的学术地位，在其眼中，仲景之说就是书中所载的方药，殊不知其背后所隐藏的理法才是学术的精髓，亦

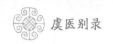

是经典经久不衰的魅力所在。我临证时常不用仲景原方，却遵其法度，以桂枝汤治"鼻鸣"为例，其病机是由于外邪侵袭导致肺气失宣，鼻窍不通，桂枝汤可以宣通肺气，故可以治疗一系列鼻窍不通的疾病，如过敏性鼻炎患者，临证也许不用桂枝汤，但亦可选用苍耳子、辛夷、细辛及白芷等辛温之品，即是"宣肺通窍"治鼻之理，此同样是仲景临证思想的体现。就"有是证用是方"而言，亦非仲景原意，以《伤寒论》瘀热互结的蓄血证为例，针对瘀热程度及瘀、热所占比例的不同，仲景的治疗方法亦有所差异，其中以热为主选用桃核承气汤，而以瘀为主则选用抵当汤，瘀热皆轻则可用抵当丸；并且临证有时亦有"无是证用是方"，如《伤寒论》277条言"自利不渴者，属太阴，以其脏有寒故也，当温之，宜服四逆辈"，仲景见太阴脾虚的患者，却给予四逆辈，即理中汤、四逆汤一类的方剂，用理中汤可理解，然为何还可用四逆汤？此不仅是未雨绸缪，防治脾虚向肾虚转变，而且又考虑到在运用温脾阳之法治疗脾阳虚时，若效果不明显，则可将温阳法自动升级，即以四逆汤来温脾阳治疗，虽然此时患者为太阴病，尚未出现少阴阳虚的证候，但是须用温阳力度较强的药物方可能奏效，这种情况显然不是"有是证用是方"，而是"无是证用是方"。

五、游医生涯，对话古人

虞山士子一直是我学医、行医的榜样，曾每周六、周日都在路上，常行医于南京、杭州、苏州、扬州及常熟等地，所以我周末没有休息，因为既然选择了中医，就必须要学会游历，这样可以接触不同地方的患者，学习不同地方医者的用药思路，中医早就有走方郎中之说，而对我来说，更多是与虞山先贤的对话。

明朝末年出现了我国封建历史上规模最大的党争，虞山士子一直充当了重要角色，其博古通今，学识渊博，对中医药亦具有很深的造诣。

如明代赵用贤、赵开美父子，为避政争，转而整理考订古代文献，主持刊刻的《仲景全书》对江南地区中医经典的发展具有重要贡献，奠定了虞山医派在江南中医流派中的学术地位。

除赵氏父子外，参与党争的还有缪希雍，为避祸而行游诊病四方，先后寓居浙江长兴，后迁居江苏金坛，死后葬于阳羡（宜兴古城名）。其游医生涯到处寻师访友，与缁流羽客、樵叟村竖，相与垂盼睐，披肝胆，更不放过与同道切磋的机会，所至必访药物，载刀笔，接受新知识，其丰富行医经历极大地推动了虞山医派学术思想的发展，同时亦对江南其他医派的形成发展具有重要影响。

除背诵运用《伤寒论》外，缪希雍一直是我研习学术及培养大医精诚思想的精神导师，不仅熟读其《先醒斋医学广笔记》，对其游医生涯亦是倍加推崇，我每周末的行医路线即是先师当年所行，通过这样的方式与先贤进行对话。

这段游医生涯不仅对我医术的提高具有重要意义，而且亦是我教授《伤寒论》的重要素材，以此游医经历进行课堂教学，可传授学生最新的临证感悟，亦可激发其学习的兴趣，日积月累，我将临证经验及对《伤寒论》的理解写成著作《伤寒琢》，以此同名的课程亦在南京中医药大学、中国中医科学院及澳门科技大学的研究生中讲授，教学效果显著。

后记

　　虞山医派是江苏常熟地区形成的医学流派，自明清开始渐成气候，其间赵开美版《仲景全书》出版为其成熟之里程碑，此书一经问世，便在江南地区广为流传，为后世医家研习仲景之说的经典著作。此外，此派古今代表医家众多，如缪仲淳、喻嘉言、柯琴、钱潢、陶君仁等，皆推崇张仲景之说，且虞山医家不拘泥仲景原书，根据江南实际情况，知常达变，促进了温病学派诞生及发展，对张仲景学术发展具有重要贡献。

　　如柯琴之《伤寒来苏集》、钱潢之《伤寒溯源集》、喻嘉言之《尚论篇》等，皆为研究仲景之说的重要书籍；再如缪希雍"伤寒时地议"理论是其对仲景之说北学南用的创新认识，对温病学派产生发展具深远影响，其崇古而不拘泥，多在传承经典思想基础上，进行适当发挥，知常达变，其对仲景之说多有衍生，并结合地域、气候及人体体质等因素，守正创新，补充新方，为仲景活法之体现也。此外，虞山医派传承张仲景经典的思想在陶君仁、裴雁宾及周本善等已逝当代医家的学术思想中亦得到了延续。

　　时过境迁，虞山医学薪火从未间断，不管是虞山本地的中医后辈，还是游历外地的虞山脉络，抑或是不少虞山刊刻界的文化人士，皆在以各自的方式传承发展虞山医派的学术思想。

　　本人虽寓居金陵，然作为虞山后人，长期从事虞山医派相关研究，系统梳理虞山医者的学术思想，在国内学术界首次提出了"虞山医派"之名。在此基础上，吾将虞山医理与自身临证感悟相结合，撰写《伤寒琢》《虞医别录》及《医经条解》等数部著作，同时将虞医思想运用到教学中，颇有体会，期未来更多杏林同道加入，一起深入挖掘虞山先贤的医学思想，众人拾柴火焰高，虞山中医事业必将蓬勃发展。

马俊杰

2022 年 6 月 16 日书于平精斋

参考文献

[1] 李经纬 . 读《江苏省志·卫生志》[J]. 中华医史杂志，2002，32（2）：128-129.

[2] 余信 . 吴越文化与常熟中医的发展 [J]. 中医药文化，2010，5（4）：18-21.

[3] 陈仁寿 . "苏派中医"的历史渊源、特色与成就 [J]. 南京中医药大学学报（社会科学版），2018，19（2）：80-83.

[4] 周生杰 . 苏州元代刻书述略 [J]. 苏州科技大学学报（社会科学版），2020，37（1）：50-55.

[5] 孙楷第 . 元曲家考略稿摘钞 [J]. 文学遗产，1983，30（4）：93-94.

[6] 张瑞贤 . 尚从善与《本草元命苞》[J]. 中药材，1991，14（2）：44-46.

[7] 瞿镛 . 铁琴铜剑楼藏书目录 [M]. 上海：上海古籍出版社，2000.

[8] 陈开林 .《爱日精庐藏书志》的辑佚价值 [J]. 常熟理工学院学报，2017，31（1）：107-111，124.

[9] 熊静 . 明清常熟派藏书"措理之术"探析 [J]. 图书馆建设，2019，298（2）：43-49，57.

[10] 李圣华 . 虞山赵用贤论 [J]. 常熟高专学报，2001，15（1）：110-114.

[11] 顾泳源 . "脉望馆"释名 [J]. 中医药文化，1992，9（4）：5.

[12] 钱超尘 . 宋本《伤寒论》版本简考 [J]. 河南中医，2010，30（1）：1-8.

[13] 牧角和宏，杨文喆，张再良 . 关于赵开美版《伤寒论》[J]. 中医文献杂志，2011，29（2）：49-51.

[14] 林大勇，傅海燕，曲道炜 . 赵刻本《仲景全书·伤寒类证》研究 [J]. 辽宁中医药大学学报，2011，13（6）：107-108.

[15] 马俊杰 . 论明清时期虞山医派 [J]. 中国中医基础医学杂志，2015，21（11）：1356-1358.

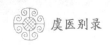

[16] 竹剑平，张承烈，胡滨，等."钱塘医派"对《伤寒论》研究的贡献 [J].浙江中医学院学报，2004，28（4）：3-5.

[17] 胡正刚，陈莉.张卿子《仲景全书》版本流变简考 [J].中医文献杂志，2012，30（1）：5-8.

[18] 安井广迪.中医各学派对日本医学的影响 [J].天津中医，2002，19（3）：63-65.

[19] 钱超尘，傅海燕.中国医科大学图书馆馆藏《仲景全书》版本考证 [J].世界中西医结合杂志，2008，3（3）：125-128.

[20] 赵瑞占，张星平，孙洁.明代医家缪希雍"时地议"思想探析 [J].新疆中医药，2009，27（2）：14-16.

[21] 褚玄仁，黄永昌.缪仲淳对伤寒学说的贡献 [J].江苏中医杂志，1984，5（5）：7-8.

[22] 顾鸣佳，缪志伟，高磊平.羌活汤探析 [J].中国中医基础医学杂志，2019，25（11）：1588-1589.

[23] 马俊杰，张以来，陶镠.陶君仁临证思想探析 [J].中华中医药杂志，2014，29（6）：1904-1906.

[24] 马俊杰.陶君仁临证思想再析 [J].中华中医药杂志，2016，31（1）：150-152.

[25] 熊秀萍，周剑峰.整理、发展虞山医学流派的思路与实践 [J].江苏卫生事业管理，2015，26（6）：69-70.

[26] 陈宇光，周高峰.从卢之颐到钱塘医派 [J].吉林中医药，2005，25（12）：3.

[27] 蔡友敬.陈修园对《伤寒论》的研究 [J].福建中医药，1985，30（1）：15-18.

[28] 丁亮.缪希雍治疗脾胃病用药特色分析研究 [D].南京：南京中医药大学中医药文献研究所，2017.

[29] 朱伟常.缪仲淳与王肯堂的学术交流纪事一二 [J].江苏中医杂志，1986，7（1）：40-41.

[30] 沈敏南.评述王肯堂的《伤寒证治准绳》[J].陕西中医学院学报，1987，10（3）：44-46.

[31] 何兰萍.清代中国培养琉球医学人才的个案研究——以《琉球百问》为中心的考查
[J].中医教育，2014，33（3）：71-74.

[32] 江一平，姜达歧，蔡丽乔.《琉球百问》——曹仁伯临证经验荟萃[J].上海中医药杂
志，1981，15（10）：56-57，63.

[33] 马俊杰.虞山医派对张仲景学术思想继承发展刍议[J].中医杂志，2014，55（2）：
174-176.

[34] 徐忆农.书香飘逸的地方——读《常熟状元》有感[J].江苏政协，2014，23（7）：
32-33.

[35] 隋华，韩喆，战丽彬.喻嘉言生平考略[J].山西中医学院学报，2010，11（3）：
11-13.

[36] 袁冬生.喻嘉言《尚论篇》对伤寒学术的贡献[J].中医文献杂志，2003，21（2）：
20-21.

[37] 黄煌.清代尊经学派对仲景学说的研究[J].南京中医学院学报，1982，24（4）：
21-25.

[38] 陈艳飞.翁同龢家族的日常生活史——以健康维护与疾病治疗为例的探讨[D].武汉：
华中师范大学，2014.

[39] 俞志高.翁同龢为《柳选四家医案》作序始末[J].江苏中医杂志，1987，8（2）：40.

[40] 张金钟.精诚合一：医学哲学事业的永恒主题[J].医学与哲学，2000，21（10）：
29-32.

[41] 罗珠珠.从伤寒论序和大医精诚浅析中医医德[J].中西医结合心血管病杂志，2017，
5（14）：14-15.

[42] 张耀宗.关于《常熟市志》所列缪希雍传记的修正意见[J].中国地方志，2004，24
（8）：37-40.

[43] 俞志高.张省斋医论选摘[J].江苏中医，1992，13（4）：41.

[44] 俞志高.张省斋论"医道"[J].江苏中医，1992，13（6）：32.

[45] 周本善.方耕霞生平及其学术经验[J].江苏中医，1992，13（12）：40-42.

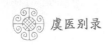

[46] 顾泳源，黄煌．余听鸿学术思想探析 [J]．中医杂志，1982，23（2）：12-14.

[47] 曲道炜，艾华．试论《伤寒六经病解》《伤寒启蒙集稿》《余注伤寒论翼》的关系 [J]．中国中医基础医学杂志，2014，20（5）：565-566，569.

[48] 马俊杰．陶君仁临证要旨 [M]．北京：人民卫生出版社，2016.

[49] 马俊杰，周春祥，王小龙．基于龟鹿二仙胶干预阿尔茨海默病血管周围间隙探讨"精生髓"内涵 [J]．中国实验方剂学杂志，2021，27（11）：106-111.

[50] 马俊杰，周春祥，周西彬，等."补肾生髓"理念下龟鹿二仙胶干预 AD 患者 VRS 及炎症的临床研究 [J]．时珍国医国药，2022，33（6）：1386-1388.

[51] 陈仁寿．江苏中医流派的特征及研究现状 [J]．中医文献杂志，2010，28（3）：35-37.

[52] 王宏蔚，吴智兵．温病学的形成及温病的概述 [J]．光明中医杂志，2020，35（20）：3175-3178.

[53] 郭永胜，张思超．论温病学派对仲景湿病治法的继承与发展 [J]．山东中医杂志，2014，33（10）：798-800.

[54] 陈鹏，谢勇，齐维，等．论温病学对《伤寒论》下法的传承与发展 [J]．广州中医药大学学报，2016，33（5）：733-735.

[55] 方药中．评伤寒与温病学派之争 [J]．中医杂志，1984，25（2）：4-10.

[56] 唐农．基于中医经典理论探讨新冠肺炎防治思路 [J]．广西中医药，2020，43（1）：1-4.

[57] 葛惠男，欧阳八四．吴门医派概要 [J]．江苏中医药，2016，48（10）：63-67.

[58] 杨税，吴梦婷，李辉．吴门医派历史发展初探 [J]．亚太传统医药，2016，12（18）：16-17.

[59] 郭瑨，赵勇．吴又可发现疠气病因的推理过程展示 [J]．北京中医药大学学报，2017，40（6）：445-450.

[60] 张玉辉，杜松．叶天士学术思想探析 [J]．中华中医药学刊，2007，25（12）：2512-2513.

[61] 张孝芳．吴门医派的渊源及拓展 [J]．江苏中医药，2003，24（4）：49-51.

[62] 杨斓，曾莉，李文林，等.浅谈吴门温病学派对江苏地区其他医派的学术影响 [J]. 中国中医药现代远程教育，2013，11（23）：1-2.

[63] 杨运高.方有执是怎样错简重订的 [J]. 中医药学报，1988，16（2）：49-51.

[64] 贺学林，李剑平.清代医家柯琴学术思想揽要 [J]. 中医药学刊，2001，18（1）：18-20.

[65] 周豪坤，钱俊华.试探《伤寒来苏集》中的"方证思想" [J]. 浙江中医杂志，2020，55（8）：600-602.

[66] 柯琴.伤寒来苏集 [M]. 上海：上海卫生出版社，1956.

[67] 俞雪如.柯琴"以方名证"思想对吉益东洞"方证相对说"的影响 [J]. 上海中医药大学学报，2001，15（2）：12-14.

[68] 周路红，宋志萍.徐灵胎治学特点研究 [J]. 医学与哲学，2014，35（4）：88-89.

[69] 黄煌.关于《伤寒论类方》与《类聚方》的思考 [J]. 医学与哲学，1994，15（3）：32-33.

[70] 黄志华，王明惠，赵东升.从《经方实验录》看曹颖甫治学思想 [J]. 中医杂志，1996，37（5）：267-268.

[71] 华中健.《黄煌经方沙龙》书评 [J]. 中国民间疗法，2009，17（1）：69.

[72] 顾植山，陶国水，陆曙，等.龙砂医学流派概要 [J]. 江苏中医药，2016，48（10）：68-71.

[73] 姚璐，徐建云.民国金陵四大名医及其学术传承 [J]. 山东中医药大学学报，2017，41（2）：128-130.

[74] 马俊杰，周春祥.陈亦人学术思想探析 [J]. 南京中医药大学学报（社会科学版），2015，16（2）：118-120.

[75] 王琼，张冰.孟河医派的学术思想研究 [J]. 中华中医药学刊，2012，30（5）：1147-1149.

[76] 张琪，曹震.孟河医派概要 [J]. 江苏中医药，2016，48（10）：58-62.

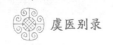

[77] 张元凯 . 孟河四家医集 [M]. 南京：江苏科学技术出版社，1985.

[78] 李友白，王进，祖强 . 孟河医派医学教育思想述要 [J]. 江苏中医药，2019，51（11）：
80-82.

[79] 马俊杰 . 枯血合剂的创立及临床运用 [J]. 辽宁中医药大学学报，2008，10（11）：
60-62.

[80] 马俊杰 . 虞山医派对仲景之说北学南移的学术贡献 [J]. 中医药导报，2022，28（6）：
174-177，193.

[81] 马俊杰，邓菊，李素素，等 . 基于江南医派疫病思想探索中医药干预新冠病毒变异
毒株的"防 - 治 - 养"模式 [J]. 中国实验方剂学杂志，2022，28（16）：221-228.

[82] 马俊杰 . 历史人文视域下的虞山医派研究 [J]. 中医学报，2022，37（9）：1854-1860.

[83] 马俊杰 . 伤寒琢 [M]. 北京：中国中医药出版社，2022：5.